Die Kraft des Tigers

Lao Vongvilay Oliver Bottini

Die Kraft des Tigers

Qi Gong für jeden Tag

Mitarbeit: Alexandra Jakubik

O. W. Barth

Die in diesem Buch vorgestellten Übungen werden seit vielen Jahrhunderten praktiziert und auch in unserer Zeit unterrichtet und ausgeführt. Sie können den Leser zu Gesundheitsvorsorge und Selbsthilfe bei alltäglichen Beschwerden anleiten. Keinesfalls jedoch sollen sie ärztlichen Rat oder ärztliche Hilfe ersetzen. Eine Haftung des Autors und des Verlags sowie der anderen an diesem Buch beteiligten Personen für etwaige Schäden, die sich aus dem Gebrauch oder Mißbrauch des in diesem Buch präsentierten Materials ergeben, ist ausgeschlossen.

www.fischerverlage.de

Erschienen bei O. W. Barth, ein Verlag
der S. Fischer Verlag GmbH, Frankfurt am Main

Fotos: Alexandra Jakubik
Satz: MedienTeam Berger, Ellwangen
Druck und Bindung: Ebner & Spiegel GmbH, Ulm
Printed in Germany

ISBN 3-502-61134-3

Inhalt

Vorbemerkung 11

I VOR DEM ÜBEN 13

1 Qi Gong 15
Qi – was ist das? 15
Qi und Qi Gong 20
Die Entwicklung des Qi Gong 23
Qi-Gong-Untergruppen 26
Das Tiger-Qi-Gong 27

2 Vorbereitung 29
Wann übt man? 29
Wann sollte man nicht üben? 29
Nach dem Essen oder vorher? 29
Welche Kleidung trägt man am besten? 30
Wo übt man? 30
Aufwärmen 31

3 Erläuterungen 34
Richtig atmen 34
Energiezentren 36
Schritte und Standpositionen 37
Handhaltungen 40
Wie man die Übungen beginnt und beendet 41

II DIE ÜBUNGEN 47

4 Übungen der Bewegung 49
Übung 1: Das Qi rollen wie einen Ball 49
Übung 2: Der Adler breitet seine Schwingen aus 51
Übung 3: Der fliegende Drache 55
Übung 4: Der Tiger schärft die Krallen 59
Übung 5: Der Tiger auf der Jagd 63
Übung 6: In einem ruhigen See schwimmen . . 70
Übung 7: Die Fünf Elemente 74

5 Übungen der inneren Kraft 83
Übung 8: Der Tiger sammelt das Qi 83
Übung 9: Die Acht Brokate 88
Übung 10: Die goldene Schildkröte 107
Übung 11: Der Buddha mit Pfeil und Bogen . . . 110

6 Übungen der Entspannung 114
Übung 12: Kopfmassage 114
Übung 13: Der kleine Energiekreislauf 117
Übung 14: Den Baum umarmen 120
Übung 15: Das Qi sammeln 122
Übung 16: Den Mond heben 124
Übung 17: Qi-Gong-Kugeln für die Hände . . . 126
Übung 18: Das innere Lächeln 129

ANHANG 131

Übersicht Beschwerden/Übungen 133
Nachwort 139
Literatur 142
Anmerkungen 143
Die Autoren 144
Die Übungen kompakt 145

»In der Vergangenheit praktizierten die Menschen das Dao, den Weg des Lebens. Sie verstanden das Prinzip des Gleichgewichts, von *Yin* und *Yang*, wie es sich in den Wandlungen der Energien des Universums widerspiegelt. Sie entwickelten Praktiken wie die des Daoyin [des späteren *Qi Gong*], einer Kombination von Dehnungsübungen, Massage und Atemtechniken, um den Fluss der Energie zu unterstützen. Sie übten sich in Meditation, um in Einklang mit dem Universum zu kommen. Sie aßen ausgewogen und regelmäßig, sie vermieden jede geistige und körperliche Überanstrengung, sie standen zu bestimmten Zeiten auf und gingen zu bestimmten Zeiten zu Bett und waren in jeder Hinsicht maßvoll. Sie bewahrten sich ihr geistiges und körperliches Wohlbefinden, und deshalb ist es überhaupt nicht überraschend, dass sie länger als hundert Jahre lebten. Heutzutage hat sich der Lebensstil der Menschen verändert. Sie trinken Wein, als wäre es Wasser, sie geben sich zerstörerischen Aktivitäten hin, sie erschöpfen ihr *Jing* – die in der Niere gespeicherte Essenz des Körpers – und vergeuden ihr *Qi*. Sie wissen nicht um die Geheimnisse der Pflege der Energie und Lebenskraft. Sie sind nicht imstande, ihren Lebensstil und ihre Ernährung zu regulieren, und schlafen auf unangemessene Weise. Deswegen ist es nicht überraschend, dass sie mit fünfzig alt erscheinen und nicht viel später sterben.«

Aus »Der Gelbe Kaiser«

Vorbemerkung

Mein Meister, Loang Poh Lu, sagte immer zu mir: »Wenn du etwas erreichen willst, musst du dich mit ganzer Energie darauf konzentrieren. Ohne dieses Qi kannst du dein Ziel nicht erreichen.« Und er hatte Recht – dieser Satz hat sich bis heute bewährt. Das Qi bewegt den Geist, der Geist bewegt den Körper. Nur so können wir uns weiterentwickeln.

In dem buddhistischen Kloster, in dem ich einen großen Teil meiner Kindheit und Jugend verbrachte, wurde ich unter anderem in Qi Gong, Taiji und Kung Fu unterrichtet. Nachdem ich das Kloster als junger Mann verlassen hatte, lernte ich weitere Kampfkünste, aber ich blieb der alten Tradition verbunden. Schon während meines Studiums zum Theaterregisseur in Sofia unterrichtete ich Qi Gong, Taiji und Kung Fu. Die Menschen in Europa, so stellte ich bald fest, waren davon begeistert, aber es fehlte ihnen oft die innere Kraft. Ich lehrte sie, die Verbindungen zwischen Qi, Geist und Körper herzustellen, sie für sich zu nutzen und in ihren Alltag einzubringen. Und immer sage ich meinen Schülern: »Eine Übung ist erst dann eine Übung, wenn sie regelmäßig, ohne Unterbrechung, mit Achtung und Respekt geübt wird.«

Und so möchte ich Ihnen durch dieses Buch zeigen, wie Sie lernen können, Ihr Qi zu bewegen. Die Übungen werden Ihnen auf Ihrem Weg Kraft und Energie bringen. Sie sollen Sie unterstützen und Ihnen die Möglichkeit geben, (wieder) in Einklang mit sich zu kommen.

Ich kann mich an viele schöne Gespräche mit meinen Schülern erinnern, in denen wir über die Übungen der

Gegenwart gesprochen haben. *Jetzt* üben, um gesund zu bleiben – eine Maxime, die ich auch Ihnen mit auf den Weg geben möchte.

An dieser Stelle möchte ich mich bei allen meinen Schülerinnen und Schülern herzlich bedanken. Sie haben es mir ermöglicht, meine Kunst weiterzugeben und lebendig zu erhalten.

Lao Vongvilay

I

Vor dem Üben

1 Qi Gong

Qi – was ist das?

Qi ist die elementare Lebenskraft, jene universelle Energie, die dem menschlichen Leben, ja dem ganzen Universum zugrunde liegt. Die chinesischen Daoisten sagten: »Der Ursprung des Lebenswegs, von Geburt und Veränderung ist Qi. All die zahllosen Dinge im Himmel und auf Erden gehorchen diesem Gesetz. So umhüllt das Qi an der Peripherie Himmel und Erde. Das Qi im Inneren aktiviert sie. Der Urquell, von dem Sonne, Mond und Sterne ihr Licht aktivieren, Donner, Regen, Wind und Wolken ihr Sein, die vier Jahreszeiten und die unzähligen Dinge ihre Geburt, ihr Wachstum, ihr Zusammenkommen und ihre Erhaltung – all dies geschieht durch Qi. Dass der Mensch lebendig ist, hängt völlig von diesem Qi ab.«[1]

Qi ist also die existenzielle Kraft des Universums. Wir erhalten es bei der Zeugung von unseren Eltern und nehmen es dann von der ersten Sekunde unseres Lebens an aus unserer Umgebung auf (durch Nahrung, Atmung, Bewegung). Es ist unsere Basis, die Essenz des Lebens – und damit eine grundlegende Voraussetzung für Gesundheit.

Äußeres und inneres Qi

Es gibt zwei »Formen« von Qi – das äußere und das innere. Das äußere Qi ist überall um uns herum vorhanden, das innere befindet sich in uns. Um gesund zu bleiben, brauchen wir beide. Indem wir äußeres Qi aufnehmen (beispielsweise durch Qi Gong), stärken wir unser inneres Qi.

Das äußere Qi

Allgemein nennt man das äußere auch universelles Qi. In Indien heißt es *Prana*, in Japan *Ki*, in Thailand *Gam Rang Pai Nog*. Wir nehmen es mit dem bewussten Atmen in uns auf (Hinweise zum richtigen Atmen finden Sie auf Seite 34ff). Wenn man den Geist und die Sinnesorgane öffnet, kann man das äußere Qi sehen beziehungsweise wahrnehmen, zum Beispiel in den Wolken, der Luft, dem Wind, in Feuer, Sonne, Mond, Hitze, Wasser, Erde und dem weiten Universum. Das äußere Qi ist kalt und warm, feucht und trocken. Egal, ob wir stehen, liegen, laufen, gehen oder sitzen, immer können wir das äußere Qi spüren. Das bewusste Atmen und die Qi-Gong-Übungen helfen uns dabei. Wenn wir uns das äußere Qi bewusst machen, schützt es uns wie die dicke Haut den Elefanten, wie die harte Schale die Kokosnuss. Dann stärkt es unsere Vitalität und bewahrt uns vor Krankheiten und Verletzungen.

Das innere Qi

Die Gesamtheit aus Wärme, Hitze, Kälte, Feuchtigkeit, Trockenheit in unserem Körper, die Energie in uns – das ist das innere Qi. Wir nähren es durch das, was wir essen und trinken, durch die richtige Bewegung und durch unseren Atem. Das innere Qi wird im »Energiezentrum« des menschlichen Körpers gesammelt, dem unteren Dantien, das drei Fingerbreit unterhalb des Nabels liegt. Von diesem Bereich (in der Akupunktur ein Punkt, im Qi Gong und den Kampfkünsten ein Feld) geht nach fernöstlichem Glauben alle Kraft aus, von hier fließt das Qi in die Körperregionen, in denen es benötigt wird. Deshalb ist es wichtig, dass im Dantien immer ausreichend Qi vorhanden ist. In Asien versteht man das innere Qi als Teil der kosmischen Energie, die auch alle anderen Lebewesen durchströmt. So ist jeder mit jedem und allem verbunden.

Im Grundlagenwerk der Traditionellen Chinesischen Medizin, *»Der Gelbe Kaiser«*, heißt es: »Nur wenn die inneren Energien frei und sanft zirkulieren können und die Energie des Geistes nicht zerstreut, sondern konzentriert und fokussiert ist, sind Krankheiten zu vermeiden.«[2]

Negatives und positives Qi

Das Qi hat eine negative oder eine positive Kraft, je nachdem, wie wir mit unseren Erfahrungen und uns selbst umgehen. Wenn wir permanent grübeln, nicht von Enttäuschungen, Erinnerungen, düsteren Gedanken loskommen, wenn wir uns vor Krankheiten und dem Tod ängstigen, dann entsteht negatives Qi. Wenn wir dagegen im Leben gut zurechtkommen, unsere Erfahrungen sinnvoll nutzen, uns selbst helfen und heilen, unsere Ausdauer stärken und uns mit positiven Gedanken beschäftigen, entsteht positives Qi.

Dazu ein längeres Zitat aus *Der Gelbe Kaiser*, Zwiegesprächen zwischen Kaiser Huangdi und seinem in der Traditionellen Chinesischen Medizin geschulten Minister Qi Bo:

»Huangdi sagte: ›Mir ist klar, dass viele Krankheiten durch eine Disharmonie des Qis bedingt sind. (…) Ist ein Mensch zum Beispiel zornig, steigt das Qi empor; empfindet ein Mensch große Freude, zerstreut sich das Qi; Traurigkeit schwächt das Qi; bei Angst sinkt das Qi nach unten; (…) bei

Furcht zieht sich das Qi zusammen und wird chaotisch; bei Überlastung erschöpft es sich; Grübeln und Nachdenken lassen das Qi stecken bleiben. Zu welchen Krankheiten führen diese (...) Disharmonien?‹

Qi Bo antwortete: ›Zorn kann in schweren Fällen blutiges Erbrechen und Durchfall hervorrufen. Bei Freude fließt das Qi ganz frei und zerstreut sich, wodurch Yingqi und Weiqi, also Nähr- und Abwehr-Qi, alles durchströmen können. Aufgrund von Kummer und Traurigkeit dehnt sich die Lunge übermäßig aus und drückt nach oben. Das ruft einen Stau im oberen Jiao, in der oberen Höhle, hervor. (...) Bei Angst steigt das Qi in den Leitbahnen hinab und führt zu einem Stau im unteren Jiao. (...) Bei Furcht und Erschrecken hat Shen keine Behausung, das Qi ist chaotisch und verwirrt. (...) Grübelt man über zu viele Dinge nach, oder muss man immer an ein und dieselbe Sache denken, wird zu viel Qi in den Geist geleitet, wodurch das Qi sich nicht in die anderen Teile des Körpers zerstreuen kann.‹«[3]

So habe ich gehört ...

Die Aufmerksamkeit, so sagte mein Meister, sei eine wichtige Eigenschaft, um die Angst zu überwinden. Eines Tages ging er mit einem Schüler durch den Wald, es war ruhig und still. Plötzlich sagte der Meister: »Ein Tiger!« Der Schüler blieb abrupt stehen und fing vor Angst zu zittern an, während der Meister gelassen blieb und ihn anblickte. Der Schüler sah sich ängstlich um. »Wo?«, fragte er. »Ist er vor uns, hinter uns? Wie weit ist er noch weg? Wird er uns angreifen?« »Hast du Angst vor dem Tiger?«, erkundigte sich der Meister. »Ja, ich will nicht von ihm gefressen werden!« »Wenn er Hunger hat«, entgegnete der Meister, »wird er dich oder mich fressen. Jetzt ist die Zeit zum Praktizieren. Ich bleibe vorn, du bleibst hinten. Wenn er von vorn angreift, frisst er mich, wenn er von hinten kommt, erwischt er dich. Lass uns die gehende Meditation praktizieren. Bleib ruhig, konzentriere dich auf die Atmung, deinen Gang. Wenn du unachtsam bist, wirst du sein Ziel sein.« »Wie lange sollen wir so gehen, Meister?« »Geh los!« So gingen die beiden langsam durch den Wald. Die Zeit verstrich, und irgendwann sagte der Meister: »Jetzt ist die Gefahr vorbei. Du hast deine Angst überwunden, du hast die Prüfung bestanden. Es gibt keinen gefährlichen Tiger, er ist nie böse, er nimmt nur das, was er braucht.«

Yin/Yang und Qi

Sicher kennen Sie die chinesischen Begriffe »Yin« und »Yang«. Yin steht zum Beispiel für

- Weiblichkeit
- Nacht
- Mond
- Körper
- Schwäche

Yang steht zum Beispiel für

- Männlichkeit
- Tag
- Sonne
- Geist
- Stärke

Wenn sich die Energien von Yin und Yang verbinden, bildet sich Qi. Dabei ist das richtige Verhältnis von Yin und Yang wichtig. Sind sie ausgewogen, dann fühlt man sich wohl, ist gesund, und das Qi zirkuliert im Körper.

Qi und Qi Gong

Daoistische Ursprünge

Das Qi Gong als energetische Übung des alten China basiert auf einem über Jahrtausende gewachsenen System und vereinigt in sich daoistische und buddhistische Elemente. Die frühen, daoistischen Chinesen waren davon überzeugt, dass im Leben nur der zurechtkommen würde, der sein Qi beherrschte. Denn nur dann, glaubten sie, war es möglich, Geist, Gesundheit und Körper in ausreichendem Maß zu stärken. Durch das Qi Gong konnte man das kosmische Qi in sich wecken, das der Mensch als Teil der universalen Energie in sich trug. Indem man die Natur nachahmte, realisierte man das *Dao*, das »universale Wirken«[4], den »Weg«, in sich selbst.

Zwei daoistische Sprichwörter

»Das, was oben ist, ist das, was unten ist.«

»Der Mikrokosmos spiegelt den Makrokosmos.«[5]

Wenn wir Qi Gong praktizieren, holen wir uns äußeres Qi aus der Umgebung (Universum) und bringen das innere Qi zum Fließen. Ausschlaggebend dafür sind die besonderen Bewegungen, das bewusste Atmen und die Vorstellung, wie sich das Qi durch unseren Körper bewegt. Üben wir das regelmäßig, dann lernen wir, das Qi in uns zu lenken, zu sammeln und Blockaden zu lösen.

Drei Arten

Es gibt drei Arten von Qi Gong:

- Das Qi wird aus der Umgebung, sprich: dem Universum, aufgenommen.
- Das Qi wird im eigenen Körper bewegt (»inneres Qi Gong«).
- Das Qi wird benutzt, um andere Menschen zu heilen, indem der Qi-Gong-Meister das eigene Qi an sie abgibt, beispielsweise wenn das Qi des Kranken schwach ist (»äußeres Qi Gong«, weil das Qi nach außen geschickt wird). Der Meister wirkt so – ähnlich wie bei der Akupunktur und der Qi-Massage – von außen unterstützend auf den Körper des Kranken ein.

Wir befassen uns in diesem Buch mit den ersten beiden Arten des Qi Gong, die erfahrene Übende als »Heilmittel« einsetzen. Wer die Übungen, die hier beschrieben werden, beherrscht und regelmäßig ausführt, lernt nach und nach, äußeres Qi aufzunehmen, zu sammeln und durch seinen Körper zu »transportieren«. Auf diese Weise kann es gelingen, Blockaden in den Meridianen zu lösen (stellen Sie sich das Meridiansystem wie das Adern- und Venensystem vor). Außerdem beugt man Krankheiten vor und lebt im Einklang mit sich.

Der chinesische Begriff *Qi Gong* – auch *Chi-Kung* – heißt wörtlich »Energie-Arbeit«, übertragen also »Qi üben«, und wird erst seit dem 20. Jahrhundert in der Form verwendet, wie wir es heute kennen. Ursprünglich hießen die Übungen *Daoyin yang xing*, übersetzt »das Lebensprinzip nähren«. Mit »Qi Gong« bezeichnet man heute alle Übungen, die die Stärkung des Qi zum Ziel haben. Dazu gehören im weitesten Sinne auch die fernöstlichen Kampfsportarten.

Die Heilwirkung des Qi Gong

Konkret kann regelmäßiges und richtig geübtes Qi Gong unter anderem folgende Beschwerden lindern:

- Verspannungen
- Kopfschmerzen
- mangelhafte Durchblutung
- ungleichmäßige, flache Atmung
- Unausgeglichenheit
- schwache Muskulatur
- mangelhafte Beweglichkeit
- Blockaden in den inneren Organen
- träge Darmperistaltik
- Verdauungsprobleme
- Nierenträgheit
- Gelenkprobleme
- Gleichgewichtsprobleme
- Bluthochdruck
- Konzentrationsschwierigkeiten
- steife oder verkürzte Rumpfmuskulatur
- Nackenverspannungen

- labile Psyche
- Rückenschmerzen
- Schlaflosigkeit
- Stoffwechselprobleme
- Stress
- fehlende Vitalität

> Ein Kasten wie dieser informiert Sie am Ende jeder Übung über die beobachteten positiven Wirkungen der einzelnen Formen – sofern sie richtig ausgeführt werden – auf Körper, Geist und Seele. Manche Übungen sind bei einer bestimmten körperlichen Symptomatik nicht geeignet; entsprechende Hinweise finden Sie dann vor der jeweiligen Übungsanleitung in Kursivschrift. Bitte beherzigen Sie diese Hinweise!

Die Entwicklung des Qi Gong

Schriftliche Hinweise zum Qi Gong aus frühester Zeit gibt es kaum. In China entdeckte man Bronzegefäße aus der Shang-Dynastie (16. bis 11. Jahrhundert v. Chr.), auf denen Menschen abgebildet sind, die Bewegungen von Tieren wie dem Tiger, der Schildkröte oder dem Kranich nachahmen. Man nimmt an, dass man schon damals die Eigenschaften und Fähigkeiten der Tiere für sich nutzen wollte. Auf 12 Jadeplättchen aus dem 6. Jahrhundert v. Chr. sind Inschriften zu finden, die darauf hinweisen, dass man den Atem den Körper hinabsteigen lassen solle, damit sich das Qi sammele und seine Lebenskräfte entfalten könne.[6] Auch in Lao-tzus berühmtem

Daodejing (6. Jahrhundert v. Chr.) wird die harmonisierende Kraft des Qi angesprochen, und Zuangzhi, ein daoistischer Philosoph des dritten vorchristlichen Jahrhunderts, verordnete den Menschen Bewegungen von Bär und Vogel, um ihre Gesundheit zu erhalten: »Schnauben und den Mund aufsperren, ausatmen und einatmen, die alte Luft ausstoßen und die neue einziehen, sich recken wie ein Bär und strecken wie ein Vogel: Das ist die Kunst, das Leben zu verlängern. So lieben es die Weisen, die Atemübungen treiben …«[7]

Das Buch des Gelben Kaisers

Im *Huangdi Neijing (Des Gelben Kaisers klassisches Buch der inneren Medizin),* das vermutlich im 3. oder 2. Jahrhundert v. Chr. entstand und heute als *Der Gelbe Kaiser* bekannt ist, sind die grundlegenden Theorien der Traditionellen Chinesischen Medizin enthalten. Auch das Qi Gong und die Heilerfolge, die mit ihm erzielt wurden – beispielsweise bei Erkältungen und Fieber –, werden darin erwähnt. Man schreibt die Übungen dem mythischen »Gelben Kaiser« Huangdi zu, der um 2600 v. Chr. gelebt haben soll und der Legende nach mit dem Qi Gong die »dunklen Kräfte« im Menschen – wie Trägheit, Missmut und körperliche Schwäche – bekämpfen und die »hellen Kräfte« wecken wollte.

Das Daoyin Tu

Auf dem *Daoyin Tu*, einer etwa 50 Zentimeter breiten und 100 Zentimeter langen Seidenrolle aus dem Jahr 168 v. Chr., sind Menschen abgebildet, die Gesundheitsübungen – das alte Daoyin – betreiben. Das Tuch lag im Grab des Königs Ma, das erst 1973 entdeckt wurde, und enthält insgesamt 44 Figuren, die Atem-, Bewegungs- oder Selbstmassageübungen ausführen. In Erläuterungen werden bestimmte gesundheitliche Probleme – wie Blähungen, Nierenerkrankungen, Ängste, Rheuma – erwähnt, denen durch spezielle Körperübungen begegnet werden sollte. Die Abbildungen auf dem *Daoyin Tu* haben große Ähnlichkeit mit den Qi-Gong-Übungen, die heute praktiziert werden.

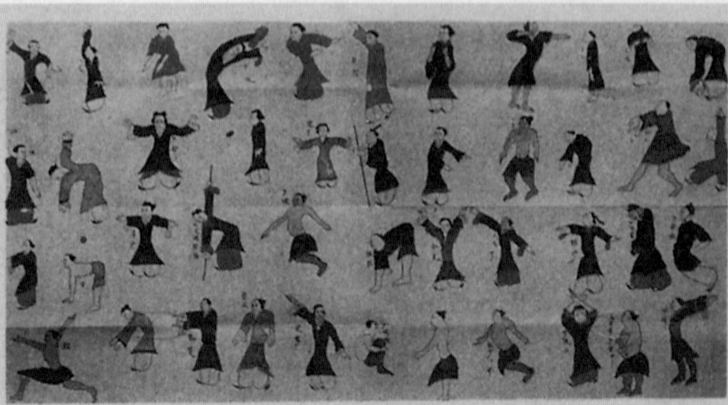

马王堆三号墓出土的西汉帛画导引图（复原图）

Qi Gong im China des 20. Jahrhunderts

Durch den Zusammenbruch des chinesischen Kaiserreichs und die kommunistische Periode wurden die Traditionslinien des Qi Gong unterbrochen. Lange Zeit war das Wissen über die Lebensenergie tabuisiert und wurde nur in kleinen, oft geheimen Kreisen weitergegeben. Erst nach dem Ende der Kulturrevolution rückte das Qi Gong in den Achtzigerjahren wieder verstärkt in den Blickpunkt. Forschungen erbrachten neue Erkenntnisse auf dem Gebiet der Medizin. Vor allem Kliniken in Shanghai, das Sanatorium in Tangshan und das Medizinische Institut in Chongqing befassten sich mit den Übungen, um möglichst genaue Aussagen über ihre therapeutischen Wirkungen machen zu können. Heute gehört Qi Gong zu den wichtigen Gesundheitsübungen im Osten und im Westen.

Qi-Gong-Untergruppen

Die zahlreichen Arten des Qi Gong lassen sich nach verschiedenen Kriterien gruppieren. Zum einen unterscheidet man

- die passiven Übungen (chin. *Jing gong*), die im Stehen, Sitzen und Liegen ausgeführt werden und Entspannung, Atemregulierung und den Blick nach innen zum Ziel haben (»innere Übungen«, chin. *Nei gong*)
- die aktiven Übungen (chin. *Dong gong*), die aus Bewegungsabfolgen bestehen und der Koordinierung von Atmung, Bewusstsein und Bewegungen der Extremitäten dienen (»äußere Übungen«, chin. *Wai gong*)

Im Hinblick auf die philosophisch-religiöse Ausrichtung lässt sich das Qi Gong wie folgt einteilen:

- die konfuzianische Schule
- die daoistische Schule
- die buddhistische Schule

Dazu kommen

- die medizinische Schule
- die Kampfschule

Je nachdem, welche Aspekte im Mittelpunkt stehen, kann man das Qi Gong auch in folgende Gruppen einteilen (nach Lind/Lind):

- die Schule der Stille (Meditation), *Jing zuo pai*
- die Schule der Atmung, *Tu na pai*
- die Schule der inneren Alchimie (Lenkung des Qi im Körper), *Lian dan pai*

»Mein Leben liegt in meiner Hand, nicht Himmel und Erde lenken es.« Laotse[8]

Das Tiger-Qi-Gong

In Thailand, der Heimat von Lao Vongvilay, gibt es nach wie vor wildlebende Tiger. Für die buddhistischen Mönche dort sind sie keine Feinde, sondern heilige Lebewesen – sie leben im Dschungel, und eben im Dschungel hat Buddha Shakyamuni Erleuchtung erfahren. Folglich begegnet man den Tigern mit Respekt und Ehrfurcht. Vielleicht haben Sie schon einmal von dem Waldkloster Wat Pa Luang Ta Bua in Kanchanaburi nordwestlich von Bangkok gehört. Dort leben seit 1998 eine Hand voll Mönche mit ebenso vielen wilden Tigern, die sie teilweise von Geburt an aufgezogen haben. Sie wissen, dass auch diese Tiger trotz allem Raubtiere sind. Doch sie sind davon überzeugt, dass derjenige, der mit einem Tiger umgehen kann und seine Angst vor ihm überwindet, auch im Leben zurechtkommt.

Darüber hinaus können wir Menschen viel von den Tigern lernen: Ausdauer, Kraft, Mut, Überleben, Konzentration, Entspannung, Eleganz. Der Tiger steht für Stärke, Kampfbereitschaft, Klugheit, einen ausgeprägten Instinkt und Vitalität. Aus diesem Grund hat Lao Vongvilay seine traditionsbewusste

Form des Qi Gong nach dem Tiger benannt. Drei der Übungen in diesem Buch sind Tigerformen.

Das chinesische Sternzeichen Tiger

In der chinesischen Astrologie steht das Sternzeichen Tiger unter anderem für Selbstständigkeit, Verwegenheit, Unerschrockenheit und Aufrichtigkeit. Von Tiger-Geborenen heißt es, sie könnten gut führen, seien von unabhängigem Geist, durchsetzungsstark und Meister der Organisation.

2 Vorbereitung

Wann übt man?

Im Grunde genommen kann man Qi Gong zu jeder Tageszeit üben. Gewöhnen Sie sich aber am besten eine feste Zeit und einen bestimmten Rhythmus an. Das fördert die Selbstdisziplin, und so wird es Ihnen auch eher gelingen, Ihre Qi-Gong-Übungen zu einem festen Bestandteil Ihres Lebens zu machen.

Wann sollte man nicht üben?

Wenn Sie krank sind, sollten Sie sich nicht überfordern. Bitte beachten Sie die Hinweise in den grau unterlegten Kästen. Falls Sie gewöhnlich draußen in der freien Natur üben, verzichten Sie bei Unwettern, Regen und starkem Wind darauf, und üben Sie lieber in einem geschlossenen Raum. Vor allem Wind kann sich auf den Qi-Fluss negativ auswirken. Frauen können während der Menstruation prinzipiell üben, sollten allerdings prüfen, ob sich die Übungen in dieser Zeit negativ auswirken.

Nach dem Essen oder vorher?

Achten Sie darauf, dass Sie nicht zu hungrig und auch nicht zu satt (Völlegefühl) sind, wenn Sie üben. Durch die Übungen werden viele Körperfunktionen angeregt, deshalb gilt als Faustregel, dass man nach dem Essen etwa eine bis eineinhalb

Stunden vergehen lassen sollte. Falls Sie morgens üben wollen, frühstücken Sie nur eine Kleinigkeit, und trinken Sie nach Möglichkeit erst nach den Übungen Kaffee (wenn überhaupt!). Menschen, die ihren stressigen Tag durch schnelles Einschlafen beschließen wollen, sollten vor dem Schlafen wenigstens eine Viertelstunde lang üben. Die Übungen gleichen aus und entspannen. Sie werden feststellen, wie wohltuend sich das Qi Gong auf Ihren Schlaf auswirkt.

Welche Kleidung trägt man am besten?

Qi Gong soll entspannend wirken, deshalb zieht man am besten bequeme Kleidung an. Wenn Sie bei Ihren Übungen immer dieselbe Kleidung tragen, heißt das, Sie beginnen sie mit einem »Umziehritual« und legen dabei mit Ihrer gewöhnlichen Kleidung schon einen Teil des Alltags ab. Achten Sie darauf, dass Sie weder zu dünn noch zu dick angezogen sind, also nicht frieren oder stark schwitzen. Sie können barfuß üben oder in Socken, aber auch leichte Gymnastik- oder Sportschuhe tragen.

Wo übt man?

Ein idealer Ort für Qi Gong ist natürlich die Natur. Wenn Sie auf einer Wiese, im Wald, an einem Fluss, im Garten oder in einem Park üben können, wäre das großartig und sehr gesund für Körper und Geist. Der unmittelbare Kontakt zur Natur intensiviert die Wirkung der Übungen, und das äußere Qi lässt sich draußen an der frischen Luft leichter aufnehmen.

Aber auch in ruhigen Räumen – einem Zimmer Ihrer Wohnung, einer Qi-Gong-Schule etc. – können Sie hervorragend üben. Wenn es draußen nicht zu kalt ist (und Sie nicht in einer lauten oder abgasreichen Gegend wohnen), dann stellen Sie sich in die Nähe des geöffneten Fensters, um ein wenig mehr in Kontakt mit der Natur zu sein. Ganz abgesehen davon fühlt man sich wohler, wenn man frische Luft einatmet, als mit womöglich trockener Zimmerluft. Wichtig ist, dass Sie beim Üben Ruhe haben – schalten Sie das Handy aus, den Anrufbeantworter leise, und schließen Sie die Tür hinter sich. Familienmitglieder sollten wissen, dass Sie in Ihrer Übungszeit nicht gestört werden möchten.

Aufwärmen

Bevor Sie mit den Qi-Gong-Übungen beginnen, sollten Sie zumindest ein paar Lockerungsübungen machen, um die Gelenke zu öffnen:

- Klopfen Sie erst Ihren Körper ab.
- Drehen Sie den Kopf sanft nach links und nach rechts, senken Sie ihn nach vorn, legen Sie ihn in den Nacken.
- Bewegen Sie die Schultern kreisend nach vorn und nach hinten.
- Lassen Sie die Hüfte nach links und nach rechts kreisen.
- Lassen Sie die Unterarme kreisen (Arme seitlich anheben, im Gelenk bewegen)
- Verschränken Sie die Hände vor dem Körper, und lassen Sie sie kreisen.
- Stützen Sie sich mit den Händen auf den Knien ab, und lassen Sie die Knie kreisen.

- Heben Sie einen Fuß, und lassen Sie ihn kreisen, dann den anderen.

Ideal wäre es, wenn Sie Zeit hätten, um sich ausgiebiger zu dehnen und aufzuwärmen. Je weniger Gelegenheit Sie dazu haben, desto behutsamer sollten Sie die Qi-Gong-Übungen praktizieren.

So habe ich gehört …

In der Stadt Savatthi in Nordindien hatte der Buddha ein großes Zentrum, in das viele Menschen kamen, um zu meditieren und die Dhamma-Lehre zu empfangen. Unter diesen Menschen gab es auch einen, der jeden Abend kam, um Buddhas Reden zu hören, aber er setzte seine Lehren nie in die Tat um. Eines Tages kam er etwas früher und hatte so die Gelegenheit, den Buddha zu fragen:
»Ehrwürdiger Buddha, schon seit langem habe ich eine Frage, die immer wieder auftaucht und die mir keine Ruhe lässt.«
»Wirklich?«, sagte der Buddha. »Auf dem Pfade Dhammas sollte es keine Zweifel geben, und wenn doch, sollten diese gelöst werden. Stelle deine Frage!«
»Ehrwürdiger, so viele Jahre komme ich nun schon zu dir. Ich sehe Leute, die Mönche und Nonnen geworden sind. Ich sehe die Laienanhänger, die jeden Abend ihren Worten lauschen. Unter ihnen kann man Leute antreffen, die ohne Zweifel die letzte Stufe der Erleuchtung erreicht haben. Aber ein Großteil der Menschen, zu ihnen zähle ich auch, sind so geblieben, wie sie sind. Sie haben sich nicht verändert, oder jedenfalls nicht zum Besseren. Warum hilfst du ihnen nicht, sich zu befreien?«
Der Buddha lächelte und erwiderte: »Junger Mann, wo lebst du? Was ist dein Heimatort?«

»Ich lebe hier in Savatthi, aber ich stamme eigentlich aus Rajagaha.«

»Besuchst du deine Heimat ab und zu?«

»Viele Male im Jahr fahre ich dort hin.«

»Dann kannst du sicher Freunden, die dich fragen, den Weg dorthin gut erklären. Wenn sie dich bitten, den Weg zu erklären, wirst du dann etwas verheimlichen? Oder erklärst du ihn in aller Klarheit und Deutlichkeit?«

»Ich beschreibe den Weg so gut, wie ich kann.«

»Und erreichen diese Leute deinen Heimatort alle? Kommen sie alle dort an?«

»Nur die Leute kommen dort an, die den Weg auch tatsächlich bis zum Ende gehen«, sagte der junge Mann.

»Siehst du, genau das ist es, was ich dir erklären will. Menschen kommen zu mir und fragen mich nach dem Weg zur Befreiung. Was gibt es da zu verheimlichen? Nichts! Also erkläre ich den Weg so gut wie möglich. Wenn aber jemand dann nur mit dem Kopf nickt und sagt: ›Sehr gut, ein toller Vortrag, ein sehr guter Weg‹, doch keinen Schritt auf ihm macht – wie soll ein solcher Mensch das Ziel erreichen? Ich nehme niemanden auf meine Schultern, um ihn zum Ziel zu tragen. Man kann nur sagen: ›Schau, dies ist der Weg, und auf diese Weise habe ich ihn beschritten.‹ Aber jeder muss ihn selbst gehen. Wenn man einen Schritt gemacht hat, ist man dem Ziel einen Schritt näher, wenn man 100 Schritte gemacht hat, ist man dem Ziel 100 Schritte näher. Du musst den Weg selbst gehen.« (Aus dem »Ganaka-Mogallana-Sutra« des *Majjhima-Nikaya*.)[9]

3 Erläuterungen

Richtig atmen

Immer wieder ist im Zusammenhang mit dem Qi Gong vom »richtigen« oder »bewussten Atmen« die Rede. Für unsere Übungen ist das ein wichtiger Bestandteil. Für den Anfang und besonders dann, wenn Sie allein, also ohne Anleitung durch einen Lehrer oder Meister, üben, sollten Sie ein paar wichtige Prinzipien beachten.

- Achten Sie darauf, dass Ein- und Ausatmung möglichst gleich lang sind bzw. dass das Einatmen nicht kürzer ist als das Ausatmen.
- Atmen Sie natürlich und gleichmäßig, nicht zu stürmisch, am besten ohne Anstrengung und mit einem feinen Luftstrom.

Übung: Einseitig ein- und ausatmen

Unsere Atemgewohnheiten laufen normalerweise unbewusst ab. Beobachten Sie einmal, welches Nasenloch Ihr »dominantes« ist. Sie werden vielleicht feststellen, dass sich das verändert, zum Beispiel bei einer Krankheit. Eine klassische Übung, mit der sich die Atemtechnik verbessern lässt, ist das einseitige Atmen, indem man ein Nasenloch zuhält. Dabei lernen Sie, das Verhältnis zwischen Ein- und Ausatmen ins Gleichgewicht zu bringen:

Setzen Sie sich in einer bequemen Haltung auf einen Stuhl oder ein Kissen. Sitzen Sie aufrecht, und achten Sie darauf, dass Ihre Wirbelsäule gerade ist. Entspannen Sie sich, und schließen Sie, wenn Sie wollen, die Augen. Atmen Sie zuerst ein paar Mal normal. Verschließen Sie dann mit dem rechten Daumen das rechte Nasenloch, und atmen Sie durch das linke ein und aus. Nun verschließen Sie das linke Nasenloch mit dem Zeigefinger und atmen rechts ein und aus. Praktizieren Sie diese Übung (rechts verschließen, links verschließen) insgesamt 24-mal. Wenn Sie mit der Technik vertraut sind, können Sie die Übungszeit erweitern und sich zunehmend auf Ihre Körperempfindungen konzentrieren. Spüren Sie Verspannungen auf, und konzentrieren Sie sich vor allem beim Ausatmen auf diesen Körperteil.

Für die Qi-Gong-Übungen gilt grundsätzlich folgendes Atemmuster: Atmen Sie bei Bewegungen zum Körper hin *ein*. Wenn Sie sich nach vorn, zur Seite oder ganz allgemein vom Körper wegbewegen, atmen Sie *aus*. Sie können auch zwei Atemzüge für eine Bewegung nutzen, wenn Sie nicht genug Atemvolumen haben oder die Bewegung sehr langsam ausführen. Wichtig ist nur, dass der Atemrhythmus regelmäßig ist.

Aus Lao Vongvilays Jugend im Kloster

Eines Tages wurde ich sehr krank. Mein Meister Loang Poh Lu war besorgt, denn ich verlor jeden Tag mehr an Gewicht und hatte hohes Fieber. Matt und kraftlos lag ich auf meiner Matte. Man kochte mir Essen und gab mir Kräutertees, doch nichts half wirklich. Immer wieder fühlte Loang Poh Lu meinen Puls. Einmal schüttelte er den Kopf und sagte: »Zu wenig Energie! Wie sollst du gesund werden? Du musst richtig atmen. Ich werde dir eine sehr gute Übung für deine Lebensenergie zeigen.« Er berührte meinen Körper an mehreren Stellen und meinte, ich solle mir diese Punkte merken. »Konzentriere dich zuerst auf deinen Atem, so wie du es schon gelernt hast. Du atmest ein und aus, ganz leicht, aber trotzdem tief. Bewusst, aber nicht verkrampft. Wenn du sicher bist im Rhythmus, dann beginnst du eine Atemreise durch deinen Körper. Beim Einatmen versenkst du dich zum Bauch, dann atmest du aus und stellst dir dabei vor, dass dein Atem vom Steißbein durch das Kreuz wieder nach oben fließt.« Es war schwierig, aber immerhin eine Aufgabe, die ich auch im Liegen praktizieren konnte. Da ich mich nicht so lange konzentrieren konnte, schlief ich schon bald ein. Am nächsten Tag wiederholte ich die Übung. Bald übte ich im Sitzen und nach einer Woche im Stehen, glücklich darüber, dass ich die Krankheit vertreiben konnte. Natürlich fragte ich meinen Meister, wie es möglich war, dass man nur durch Essen, Schlafen und Atmen gesund wurde, ob man bei einer schweren Krankheit keine Medizin brauchte. Er sagte, die beste Medizin sei die Atmung. »Egal, welches Medikament du nimmst, wenn du aufhörst zu atmen, stirbst du.«

Energiezentren

Der Traditionellen Chinesischen Medizin zufolge gibt es im menschlichen Körper verschiedene Energiezentren, die so genannten *Dantiens* (»Zinnoberfeld«, auch *Tan-t'ien*, jap. *Hara*). In diesen Bereichen sammelt sich das Qi auf seinem Weg über die Meridiane durch den Körper. In unserem Zusammenhang besonders wichtig sind folgende drei Dantiens:

- das obere Dantien (das Dritte Auge), das leicht erhöht zwischen den Augenbrauen liegt.
- das Brust-Dantien, das auf Höhe des Brustbeins etwa zwischen den Brustwarzen liegt.

- das untere oder zentrale Dantien drei Fingerbreit unter dem Nabel. Hier laufen verschiedene Meridiane zusammen, außerdem das vorgeburtliche Qi (der Eltern) und das nachgeburtliche (erworbene). Die Yin- und Yang-Meridiane können hier am besten angeregt und gefördert werden.

Schritte und Standpositionen

Bogenschritt

Als »Bogenschritt« bezeichnet man einen seitlichen Schritt, bei dem man den Fuß nicht auf einer geraden Linie nach rechts oder links bewegt, sondern in einem leichten Halbkreis nach vorn (Abb. 1) und dann zur Seite (Abb. 2). Die Knie sind dabei ein wenig gebeugt. Mit dem Bogenschritt geht man entweder in die Bären- oder in die Pferdstellung (s. u.).

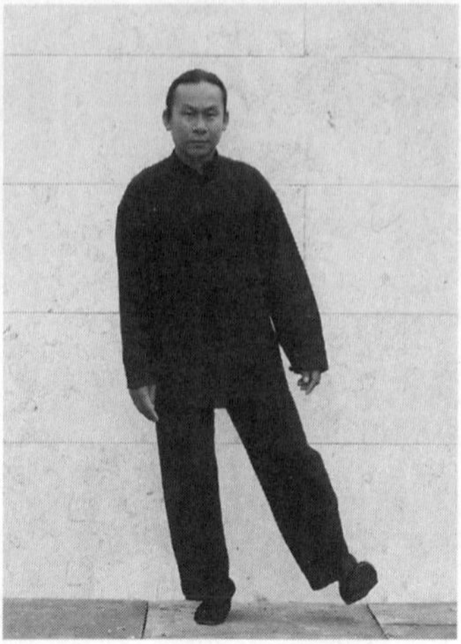

1

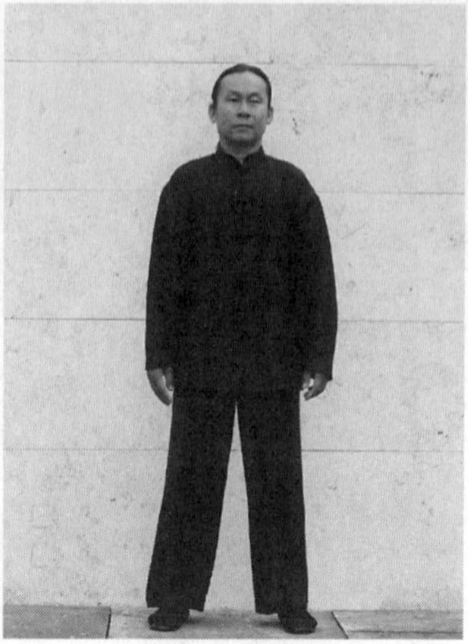

2

Baumstellung

Die »Baumstellung« bedeutet nichts anderes, als dass Sie mit geschlossenen Beinen aufrecht dastehen. Die Knie sind dabei nicht ganz durchgestreckt (Abb. 3).

Bärenstellung

Eine der häufigsten Positionen beim Qi Gong ist die »Bärenstellung«: Sie setzen einen Fuß mit einem Bogenschritt (s. Abb. 1) zur Seite, so dass Sie hüftbreit stehen. Die Knie sind leicht gebeugt, die Fußspitzen ein wenig nach innen gedreht (Abb. 4). In dieser Position wird das Qi in der Regel vor der Übung geweckt und nach der Übung beruhigt.

Adlerstellung

Geht man in die »Adlerstellung«, dann verlagert man das Gewicht auf das rechte Bein, führt den linken Fuß neben den rechten und stellt die linke Fußspitze auf den Boden. Der

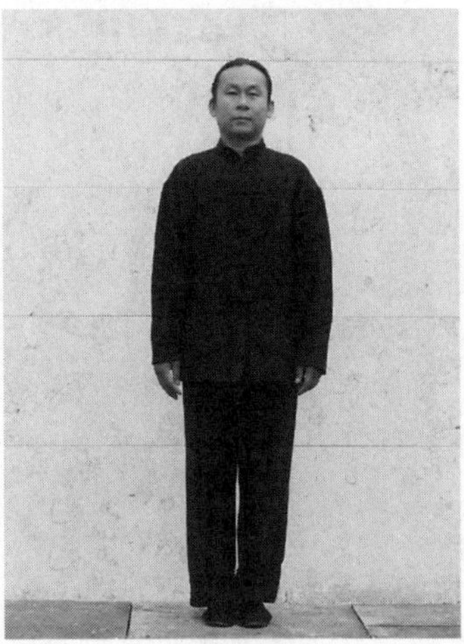
3

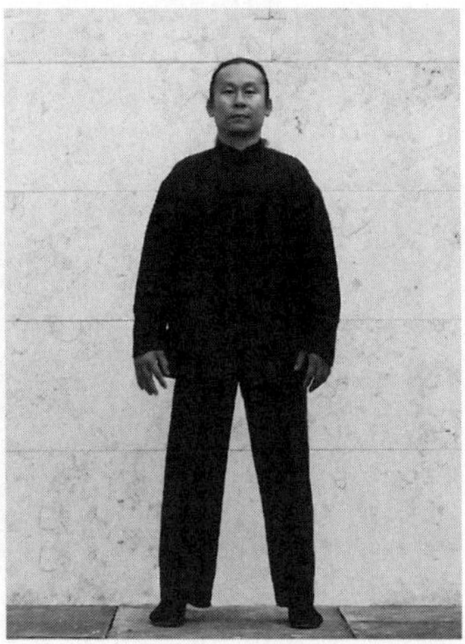
4

Fußballen berührt den Boden dabei nur leicht, die Ferse gar nicht; beide Knie sind ein wenig gebeugt. Das Gewicht ruht fast ganz auf dem rechten Bein (Abb. 5). Bei manchen Qi-Gong-Übungen wird das Gewicht am Anfang auf das linke Bein verlagert, dann zieht man entsprechend den rechten Fuß heran.

Pferdstellung

Diese Position – auch »tiefe Reiterstellung« genannt – ist anstrengend und nur für Übende geeignet, die keine Probleme mit Hüft- und Kniegelenken beziehungsweise Oberschenkelmuskulatur und Adduktoren haben. Wer nicht in diese tiefe Position gehen kann, bewegt sich nur so weit hinunter, wie es ohne Schmerzen möglich ist. Die korrekte Pferdstellung erreichen Sie wie folgt: Mit einem Bogenschritt setzen Sie den rechten Fuß so, dass Sie tief und in doppelter Schulterbreite dastehen. Die Oberschenkel sind waagerecht (!), die

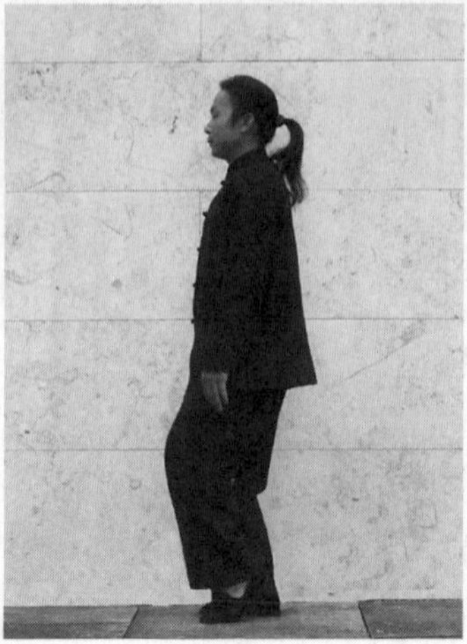
5

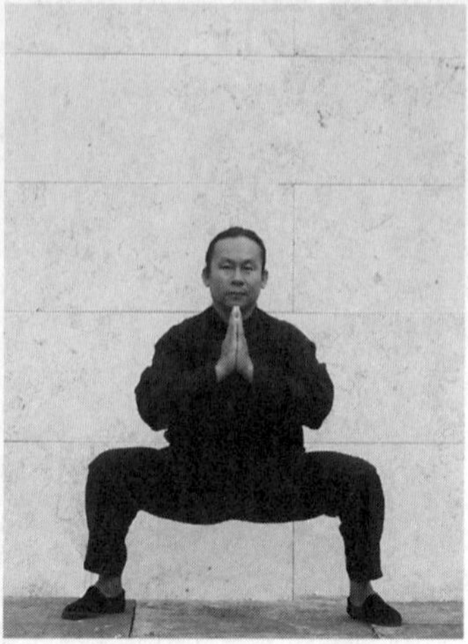
6

Knie befinden sich in derselben Ausrichtung wie die Füße und möglichst genau darüber (Abb. 6). In den Kampfkünsten spielt die Pferdstellung eine wichtige Rolle, beim Qi Gong verwendet man sie in der harten Form und bei Übungen, mit deren Hilfe das Qi gelenkt werden soll. Anfänger und Untrainierte sollten sich *langsam* an diese Stellung gewöhnen.

Handhaltungen

Normale Haltung

In der Regel sind die Hände beim Qi Gong entspannt, die Finger leicht gekrümmt und auf natürliche Weise (also ohne Krafteinsatz) ein wenig gespreizt (Abb. 7).

Faust

Eine Faust bildet man, indem man zuerst Zeige- bis kleinen Finger einrollt und dann den Daumen seitlich darüber legt (Abb. 8). Eine Faust ist nie kraftlos, sondern immer angespannt.

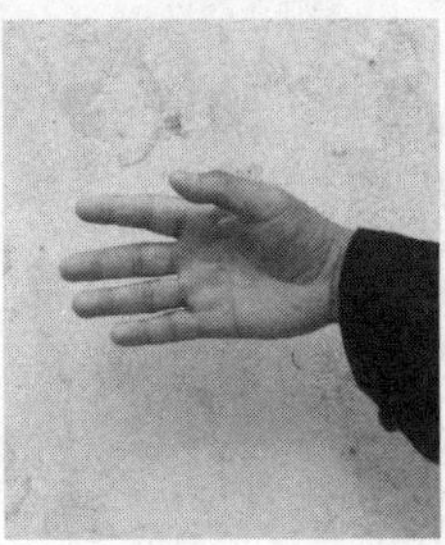

7

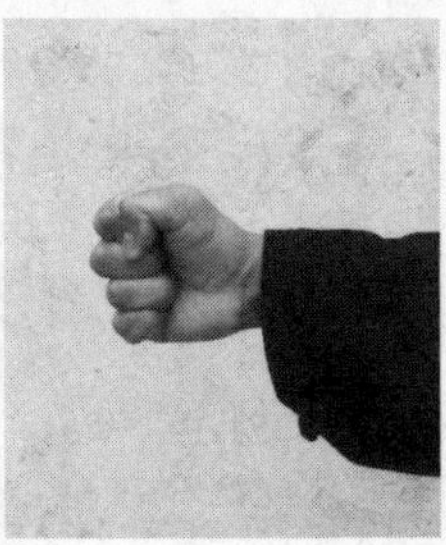

8

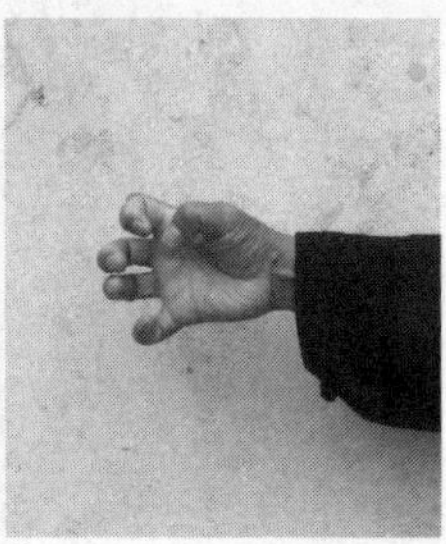

9

Tigerkralle

Stellen Sie sich eine Tigerkralle vor, wenn Sie diese Handhaltung nachahmen. Die Finger sind in den einzelnen Gelenken abgeknickt und stehen leicht auseinander. Die Hand ist samt Fingern angespannt (Abb. 9).

Wie man die Übungen beginnt und beendet

Vor und nach jeder Übung gibt es bestimmte, gleich bleibende Rituale. Dazu gehören die Verbeugung und eine kurze Bewegungssequenz am Anfang, die man »Das Qi wecken« nennt, sowie eine Sequenz am Ende (»Das Qi beruhigen«). Mit der Verbeugung – wenn Sie möchten, vor dem Lehrer, einem buddhistischen Altar, einer Buddha-Figur, einer Kerze, einem Räucherstäbchen – bezeugt man seinen Respekt auch vor der Übung und dem Geist, der dahintersteht.

Vor der Übung

Verbeugung

Verbeugen Sie sich mit vor der Brust aneinander gelegten Händen in der so genannten Baumstellung (Abb. 10), und öffnen Sie dann die Beine mit einem Bogenschritt *nach links* hüftbreit in die Bärenstellung (Abb. 11). Bewegen Sie die Arme auf Schulterbreite auseinander, und lassen Sie die Hände mit den Flächen nach unten sinken. Bleiben Sie einen Moment entspannt und mit nach hinten zeigenden Handflächen stehen (die Ellbogen sind etwas nach außen gedreht, damit die Arme den Körper nicht berühren). Die Füße sind schulterbreit auseinander, die Spitzen zeigen gerade nach vorn. Halten Sie den Kopf möglichst gerade, wobei das Kinn etwas zurückgenommen ist (Abb. 12). Jede Übung in diesem Buch beginnt mit einer solchen Verbeugung.

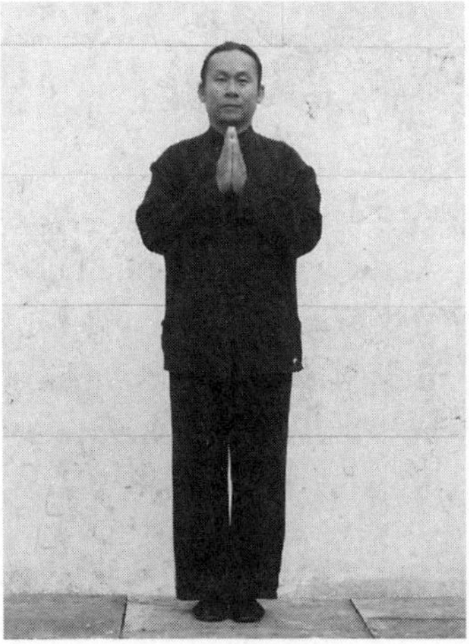

10

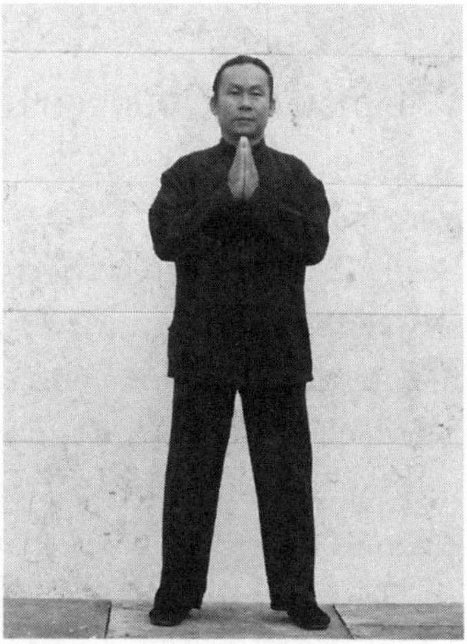

11

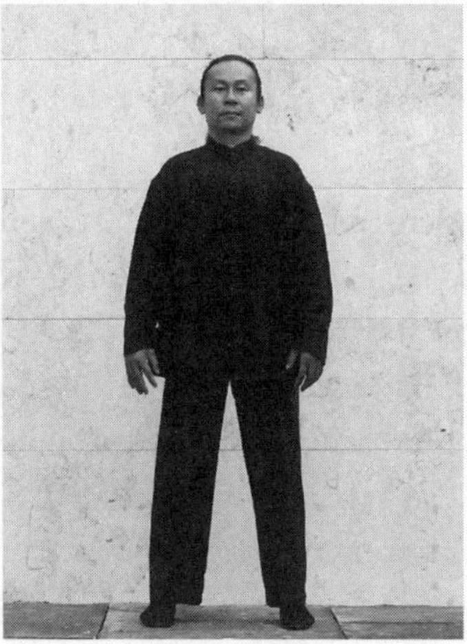

12

Das Qi wecken bzw. das Qi holen

Beugen Sie die Knie leicht, und »kippen« Sie das Becken nach vorn, damit sich der Lendenbereich strecken und die Wirbelsäule aufrichten können. Der Blick ist nach vorn gerichtet, entweder in die Ferne oder etwa drei Meter vor Ihnen auf den Boden. Heben Sie nun beide Arme langsam auf Schulterhöhe (Handflächen nach unten), und atmen Sie dabei ein (Abb. 13). Beim Ausatmen senken Sie die Arme wieder und richten sich ein wenig auf (Abb. 14). Bleiben Sie einen Moment so stehen, bevor Sie mit der eigentlichen Übung beginnen.

Jeder Übung in diesem Buch geht – im Anschluss an die Verbeugung – entweder die Bewegung »Das Qi wecken« voraus oder, wie bei den Acht Brokaten, die Bewegung »Das Qi holen und zum (unteren) Dantien senken«. Dabei heben Sie nach der Verbeugung beim Ausatmen beide Arme in einem weiten Kreis, als wollten Sie die Sonne schräg über Ihnen um-

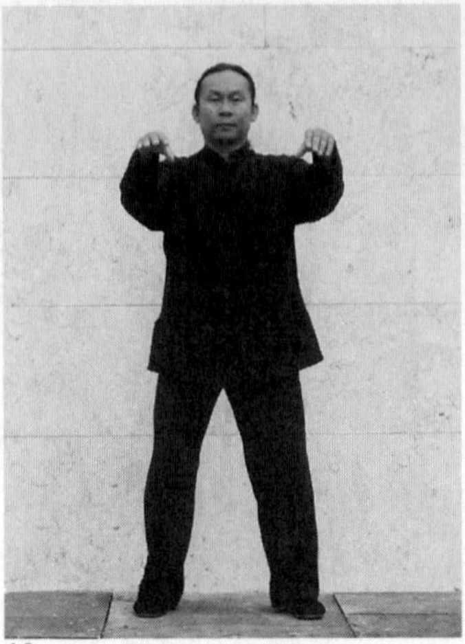

13

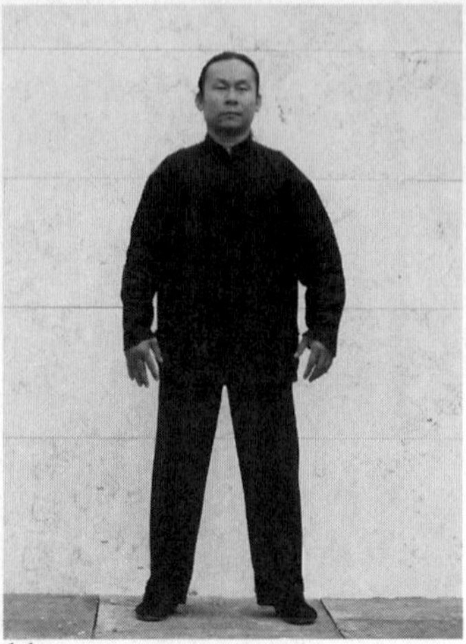

14

armen (Abb. 15), bis sie einander fast berühren. Dann bewegen Sie die Hände – Handflächen zeigen zum Körper – in Richtung Stirn (Abb. 16) und, kurz bevor sie die Stirn berühren, vor dem Körper nach unten (Abb. 17) zum unteren Dan-

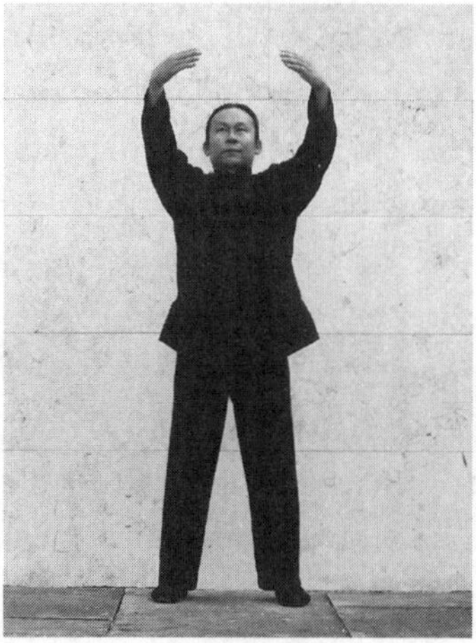
15

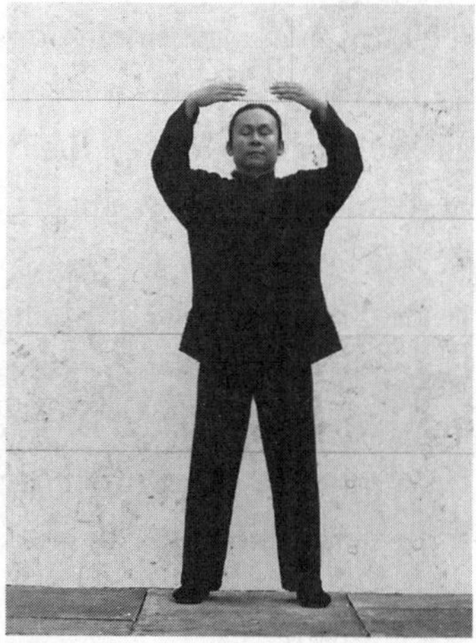
16

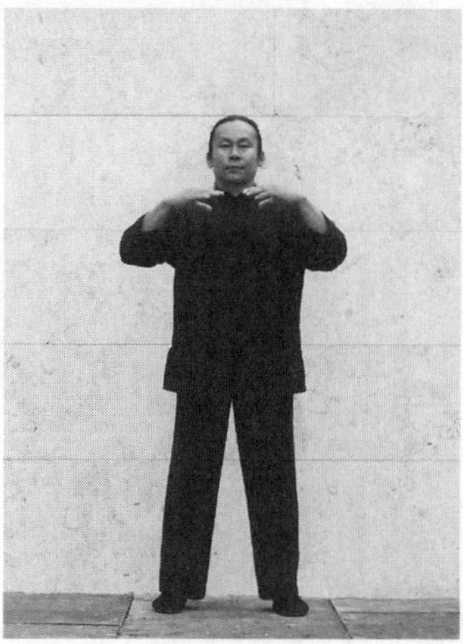
17

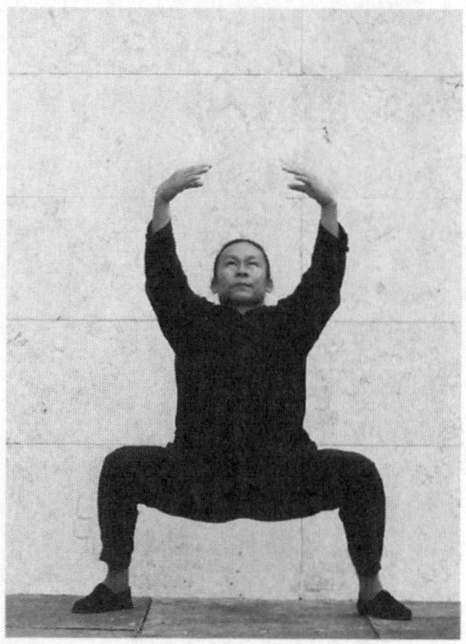
18

tien. Diese Figur wird entweder in der Bärenstellung oder in der tiefen Pferdstellung (Abb. 18) ausgeführt.
Mit den Figuren »Das Qi wecken« und »Das Qi holen und zum Dantien senken« stimmen Sie Körper und Seele auf die anschließend folgende Übung ein.

Die Übung »Das Qi wecken« aktiviert die Meridiane, reguliert den Blutkreislauf und sorgt für eine bessere Zirkulation des Blutes. Außerdem wirkt sie auf Körper und Geist beruhigend und kann bei Bluthochdruck und Schlafproblemen helfen.

Nach der Übung

Das Qi beruhigen

Wenn Sie die letzte Bewegung der jeweiligen Übung ausgeführt haben, bleiben Sie einen Moment lang entspannt stehen – die Knie sind leicht gebeugt, die Arme hängen locker an den Seiten herab (Handflächen nach hinten, Ellbogen etwas nach außen gedreht), das Becken ist ein wenig nach vorn gekippt (Abb. 19). Nun folgen dieselben Bewegungen, die Sie vom Wecken des Qi bereits kennen: Sie heben beide Arme langsam auf Schulterhöhe (Handflächen nach unten) und atmen dabei ein. Beim Ausatmen senken Sie die Arme wieder und richten sich ein wenig auf (Abb. 20). »Das Qi beruhigen« schließt sich – mit Variationen – an jede Übung in diesem Buch an.

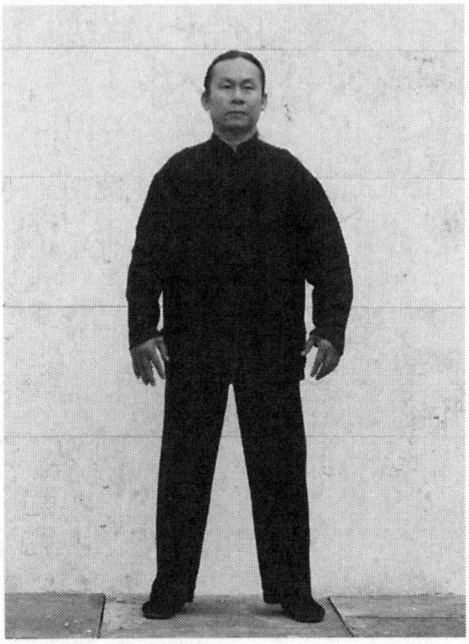
19

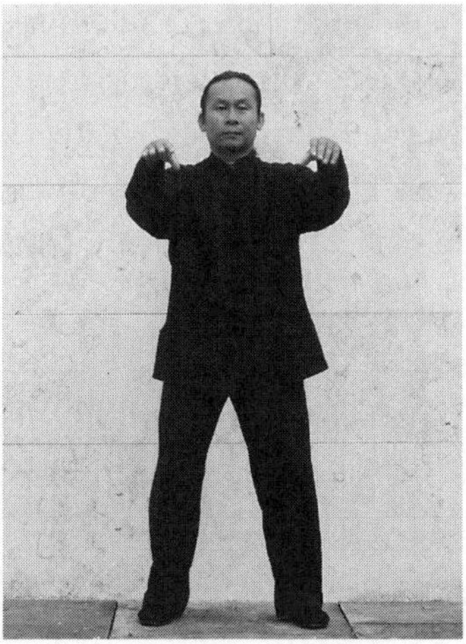
20

Verbeugung
Nach jeder Übung folgt die abschließende Verbeugung.

Die Übung »Das Qi beruhigen« unterstützt den Praktizierenden dabei, nach der Übung zu innerer Ruhe zu gelangen. Sie kann bei Bluthochdruck positiv wirken und das Herz-Kreislauf-System stabilisieren. Außerdem hilft sie gegen Stress.

II
Die Übungen

4 Übungen der Bewegung

Übung 1: Das Qi rollen wie einen Ball

Eine einfache Übung, die sich anbietet, wenn man zur Ruhe kommen, Gelassenheit finden und seinen Atem spüren möchte.

Übungsanleitung

Vorbereitung: Verbeugen und Qi wecken (S. 41 ff).

Verlagern Sie das Gewicht, während Sie einatmen, nach links, heben Sie den linken Arm mit der Handfläche nach innen auf Schulterhöhe (Abb. 21), und drehen Sie die Hüfte dabei nach rechts (Oberkörper und Arm »schwenken« mit) (Abb. 22). Verlagern Sie nun das Gewicht, während Sie ausatmen, nach rechts, heben Sie den rechten Arm mit der Handfläche nach

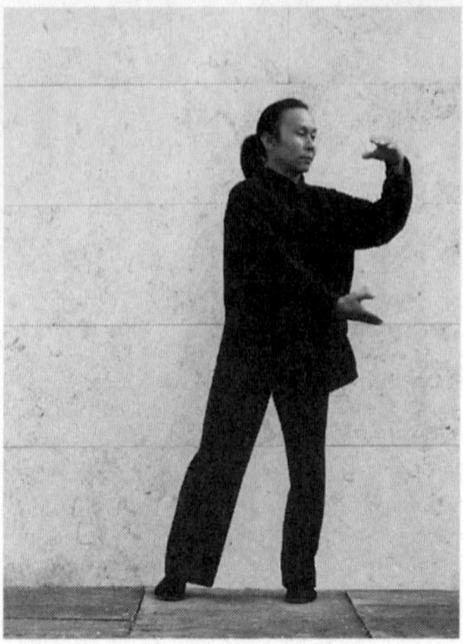

21

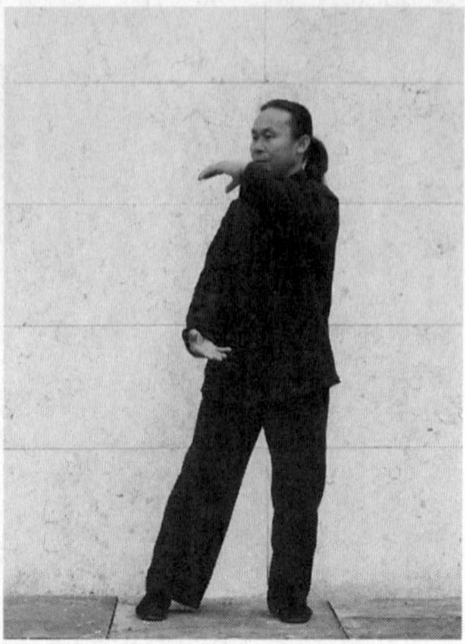

22

innen auf Schulterhöhe (Abb. 23), und drehen Sie die Hüfte dabei nach links (Oberkörper und Arme »schwenken« mit) (Abb. 24). Beginnen Sie dann von vorn. Die Handflächen zeigen bei diesen Bewegungen immer zueinander. Stellen Sie sich vor, dass Sie einen großen Ball in den Händen halten und drehen. Die Bewegungen sollten »rund« und ohne Unterbrechung durchgeführt werden.

Führen Sie diese Übung (links und rechts) insgesamt 6-mal aus. Beenden Sie sie, indem Sie das Qi beruhigen (S. 45 f) und sich verbeugen.

Die Übung »Das Qi rollen wie einen Ball« kann helfen, Blockaden in den inneren Organen aufzulösen und Verdauungsprobleme zu beseitigen.

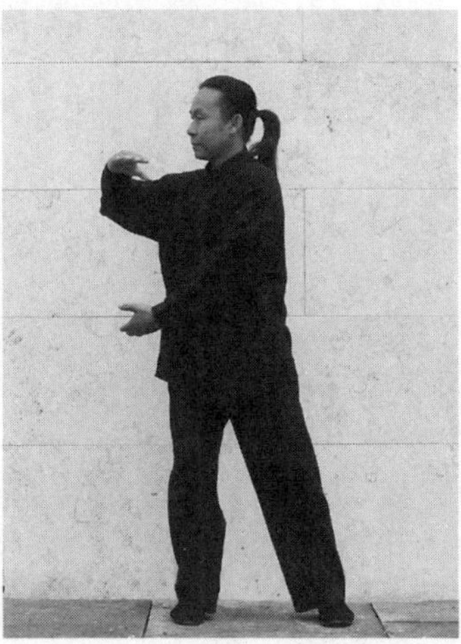

23

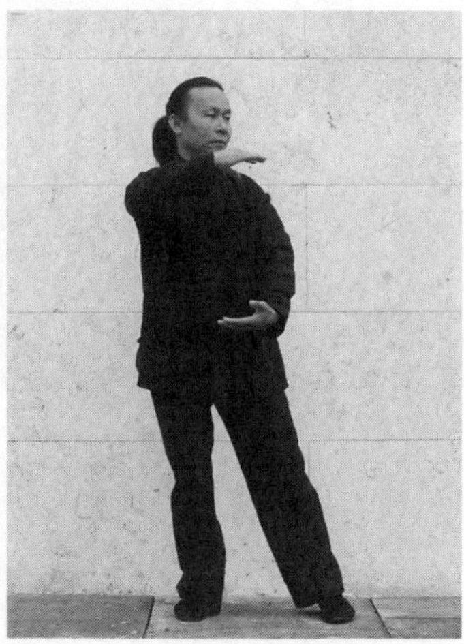

24

Übung 2: Der Adler breitet seine Schwingen aus

Eine befreiende Übung, die sich anbietet, wenn man körperliche wie seelische Engegefühle überwinden und Freiheit »tanken« möchte.

Übungsanleitung

Vorbereitung: Verbeugen und Qi wecken (S. 41 ff).

Teil 1. Verlagern Sie Ihr Gewicht auf das rechte Bein, führen Sie den linken Fuß an den rechten, und stellen Sie die linke Fußspitze etwas auf (der Fußballen berührt den Boden nur leicht, die Ferse gar nicht – dies ist die Adlerstellung) (Abb. 25). Beugen Sie das Standbein leicht. Während Sie einatmen, heben Sie die Arme (Handflächen zeigen anfangs zueinander) seitlich an und führen sie in einem breiten Halbkreis bis auf Schulterhöhe (Abb. 26). Atmen Sie langsam aus, senken Sie die Arme dabei wieder, und strecken Sie das Standbein (aber nicht »durchstrecken«!) (Abb. 27). Wiederholen Sie dies 2-mal.

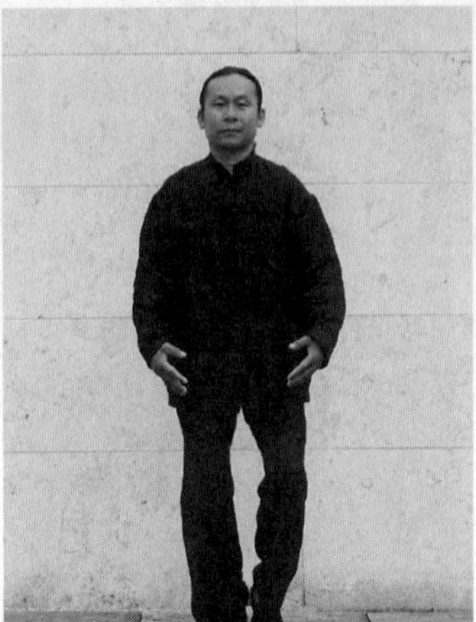

25

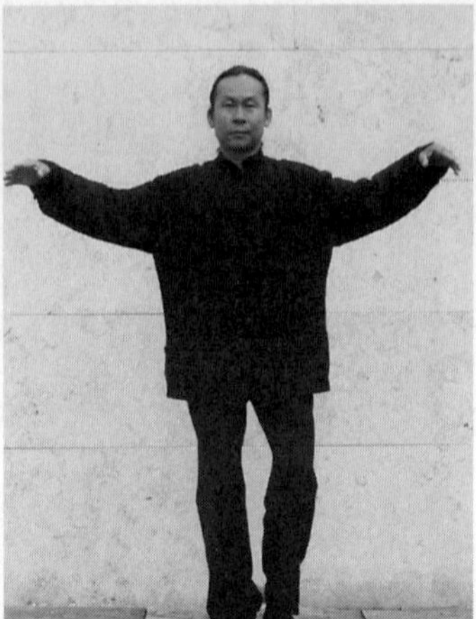

26

Teil 2. Nachdem Sie diese Übung insgesamt 3-mal durchgeführt haben, bewegen Sie das linke Bein in einem Bogenschritt bis auf Hüftbreite zur Seite (Abb. 28). Nun üben Sie genau andersherum: Verlagern Sie Ihr Gewicht auf das linke Bein, führen Sie den rechten an den linken Fuß, und stellen Sie die rechte Fußspitze etwas auf (der Fußballen berührt den Boden nur leicht, die Ferse gar nicht) (Abb. 29). Beugen Sie das (linke) Standbein leicht. Während Sie einatmen, heben Sie die Arme (Handflächen zeigen zueinander) seitlich an und führen sie in einem breiten Halbkreis bis auf Schulterhöhe (Abb. 30). Atmen Sie langsam aus, senken Sie die Arme dabei wieder, und strecken Sie das Standbein (nicht »durchstrecken«). Wiederholen Sie dies 2-mal.

Führen Sie diese Übung (Teile 1 und 2) insgesamt 6-mal aus. Beenden Sie sie, indem Sie das Qi beruhigen (S. 45 f) und sich verbeugen.

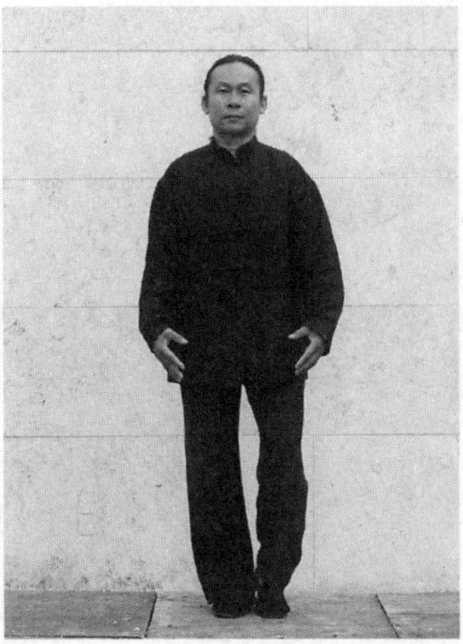
27

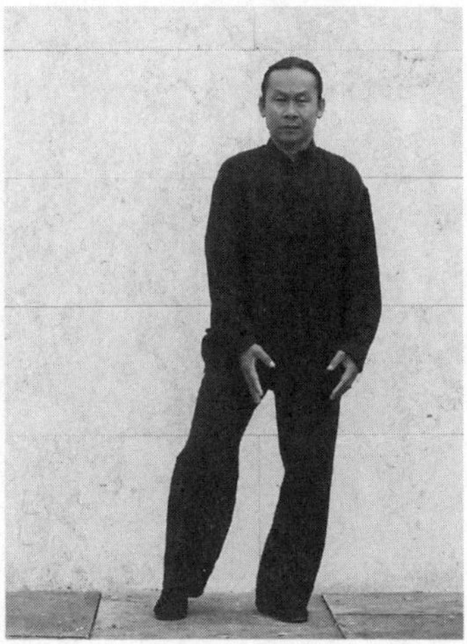
28

Zu dieser Übung

Achten Sie bei dieser Übung darauf, dass Oberkörper und Nackenpartie aufrecht bleiben. Während Sie die Arme heben, können Sie zugleich auch die Schultern leicht nach oben bewegen. Stellen Sie sich vor, dass Sie einem Adler gleich die »Schwingen« öffnen. Der Luftwiderstand drückt beim Öffnen der Flügel die Federspitzen etwas auseinander, deshalb spreizen Sie die Finger in der Aufwärts- und Abwärtsbewegung ein wenig.

Die Übung »Der Adler breitet seine Schwingen aus« entspannt Schulter und Nacken, öffnet den Brustkorb, vertieft die innere Atmung und lockert das Zwerchfell. Außerdem kann sie auf die Psyche stabilisierend wirken (Visualisierung der Freiheit).

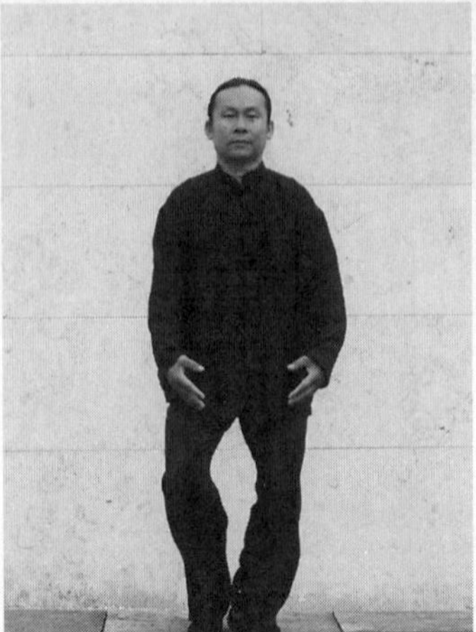
29

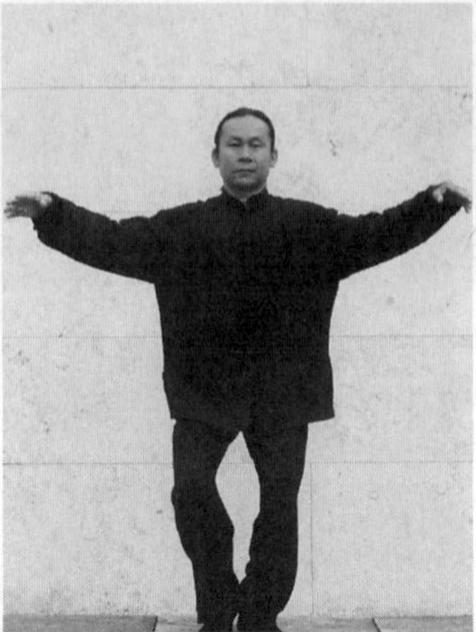
30

Eines Tages fragte ein Schüler seinen Meister, was mit der Freiheit des Geistes gemeint sei. »Siehst du den Adler dort oben am Himmel?«, erwiderte der Meister. »Er ist unabhängig und frei. Nichts hält ihn auf, und keiner kann es ihm gleichtun.« Der Schüler sagte: »Aber was ist, wenn man nie so gut fliegen kann wie ein Adler? Dann ist es doch besser, man lässt es gleich und bleibt am Boden wie ein Huhn.« Der Meister sagte: »Um unabhängig und frei zu sein, musst du erkennen, was deine Fähigkeit ist. Dann tue es, was du kannst, und gib dein Bestes. Du hast die Freiheit zu entscheiden, was du sein willst: Adler, Huhn oder du selbst.«

Übung 3: Der fliegende Drache

Eine wunderbare Übung, die sich anbietet, wenn man den Drang nach eleganten, fließenden Bewegungen verspürt, wenn das Harte sich wieder in Weiches verwandeln soll.

Übungsanleitung

Vorbereitung: Verbeugen und Qi wecken (S. 41 ff).

Teil 1. Verlagern Sie das Gewicht nach rechts, und ziehen Sie den linken Fuß wie in der vorhergehenden Übung zum rechten (Abb. 31). Legen Sie die Hände aneinander; die Handflächen berühren sich (während der ganzen Übung!), die Fingerspitzen zeigen zum Boden (Abb. 32). Beugen Sie die Knie mit fast geschlossenen Beinen, bis die Fingerspitzen den Boden berühren (Abb. 33). Führen Sie die Hände nun waagerecht auf Knöchelhöhe nach links – die rechte Hand ist oben –, und drücken Sie die Hüfte zugleich ein wenig nach

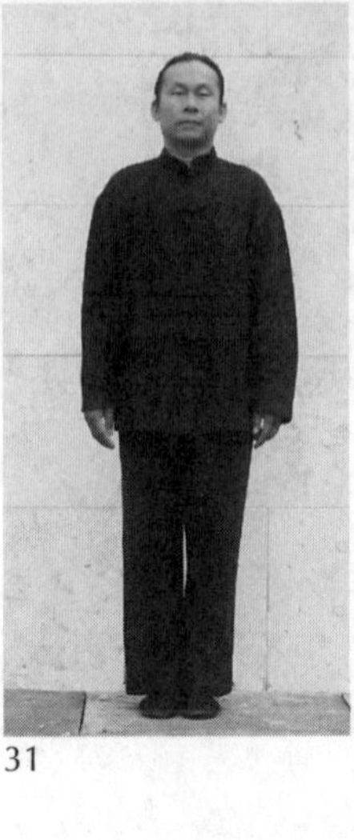

31

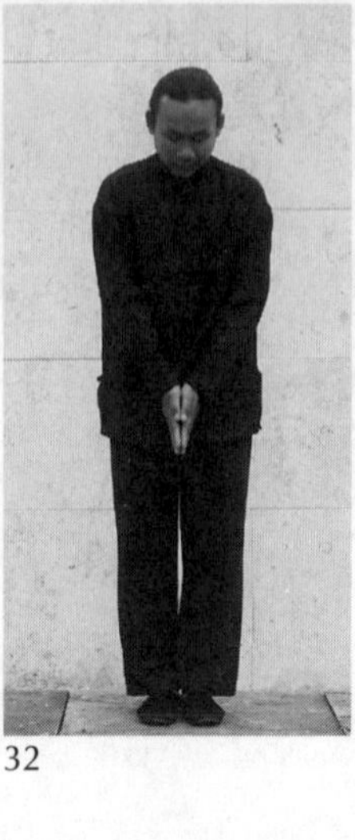

32

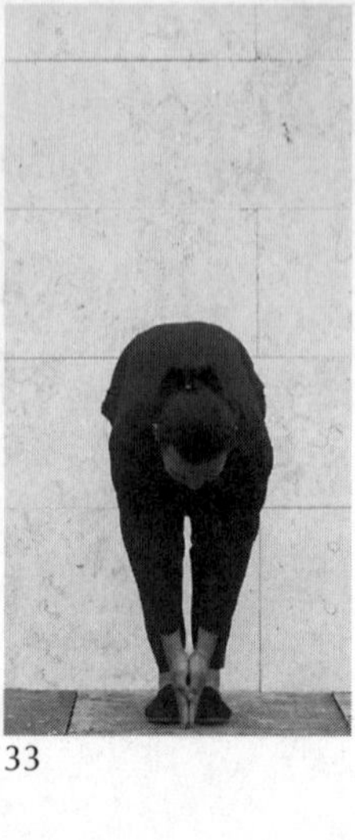

33

rechts (Abb. 34). »Klappen« Sie die Hände »um«, so dass die linke nach oben kommt, bewegen Sie sie vor dem Körper auf Kniehöhe nach rechts, und drücken Sie dabei die Hüfte leicht

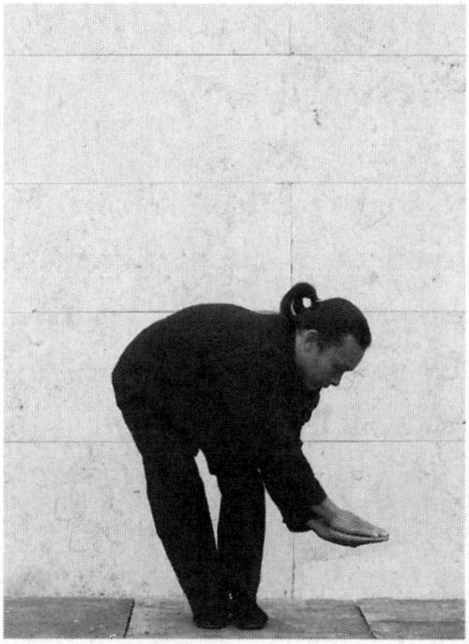
34

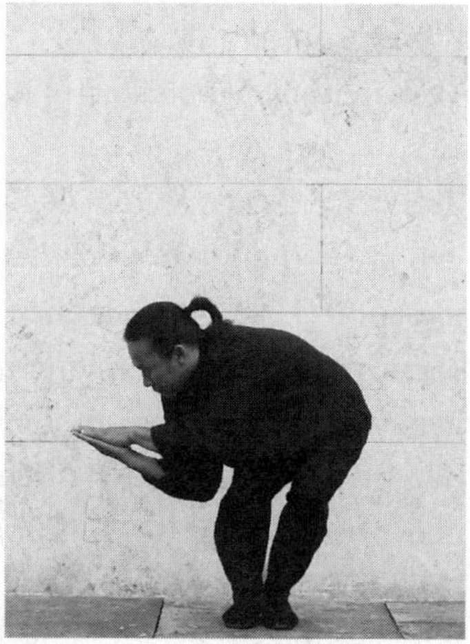
35

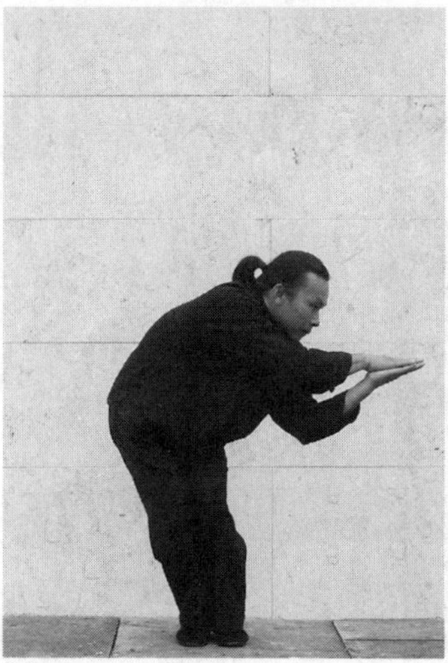
36

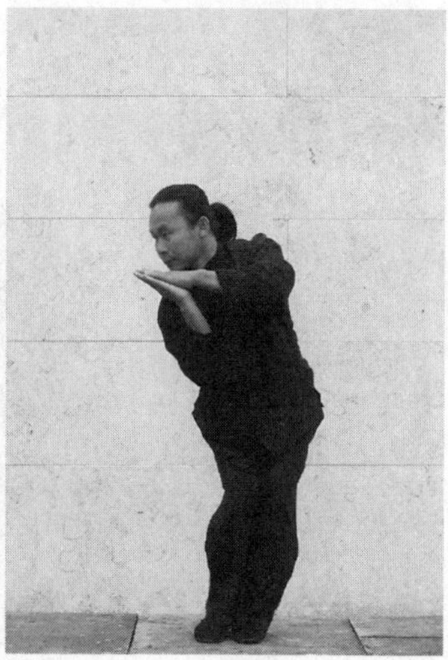
37

nach links (Abb. 35). Jetzt drehen Sie die Hände erneut und schieben sie auf Hüfthöhe nach links, während Sie die Hüfte leicht nach rechts bewegen (Abb. 36). Nach dem gleichen

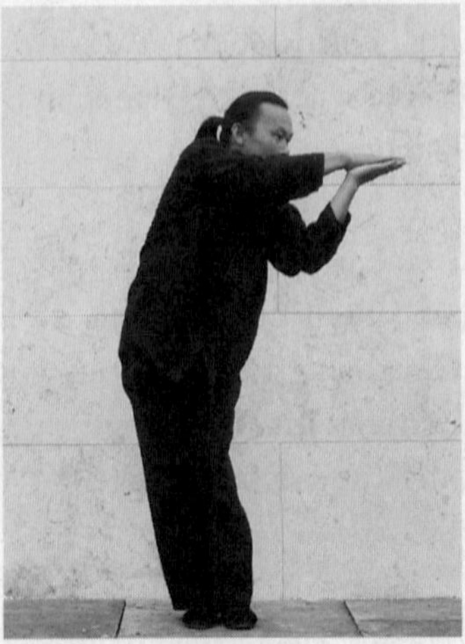
38

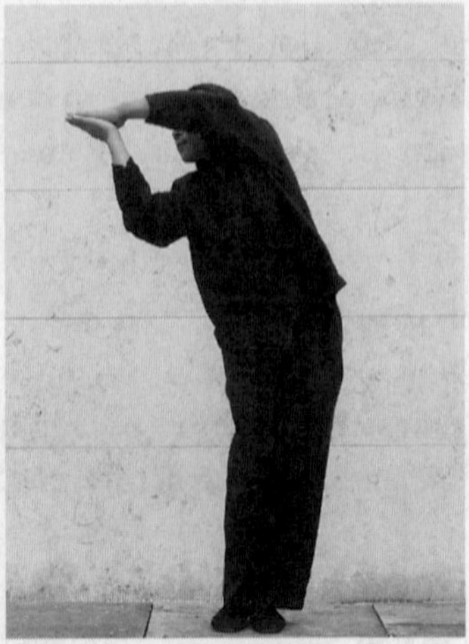
39

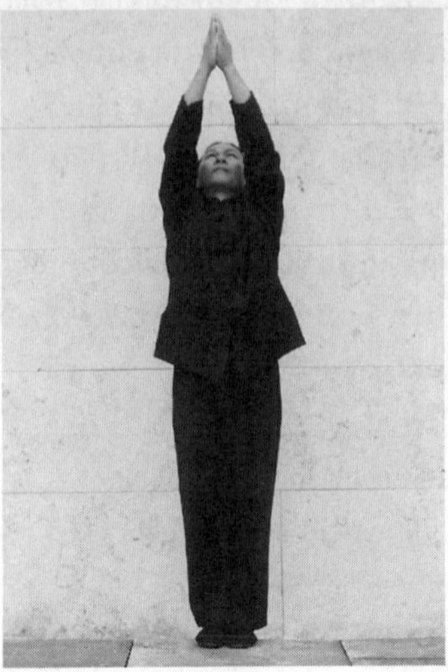
40

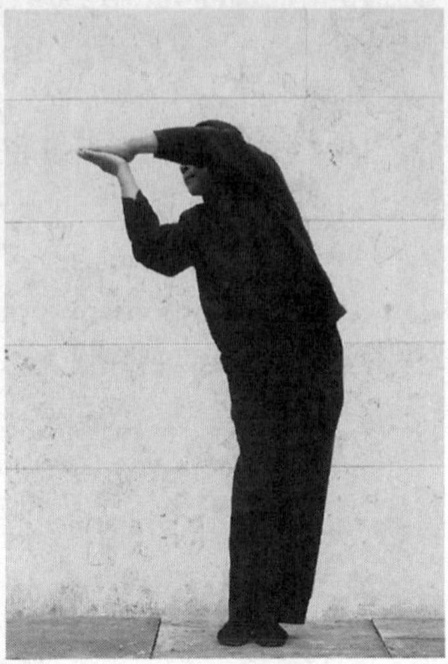
41

System wird die Übung auf Herzhöhe (Abb. 37), Halshöhe (Abb. 38) und über dem Kopf (Abb. 39) fortgesetzt. Abschließend strecken Sie die Arme nach oben (Abb. 40).

Teil 2. Nun führen Sie die Übung umgedreht nach unten durch. Senken Sie die Hände bis knapp über den Kopf (Abb. 41), und bringen Sie sie analog zur »schlängelnden« Aufwärtsbewegung bis hinunter zu den Fußknöcheln. Die Hände werden dabei wieder in dieselben Richtungen bewegt.

Bei dieser Übung atmen Sie in einem ruhigen, entspannten Rhythmus. Führen Sie sie (einmal nach oben, einmal nach unten) insgesamt 6-mal aus, anschließend stellen Sie sich mit einem Bogenschritt nach links hüftbreit hin. Beenden Sie sie, indem Sie das Qi beruhigen (S. 45 f) und sich verbeugen.

Zu dieser Übung

Stellen Sie sich vor, Ihre Hände wären ein Drachenkopf, der sich mit schlängelnden Bewegungen vor Ihrem Körper nach oben windet. Der Drache ist im asiatischen Raum ein häufig dargestelltes Fabelwesen. Vielerorts hält man ihn für den König der Gewässer, der Ströme, des Meeres und des Regens, er gilt aber auch als Beschützer des Ackerbaus. So verkörpert er die Gesetzmäßigkeiten der Natur. Im Daoismus brachte man den Drachen außerdem mit der positiven, schöpferischen Kraft des Yang in Verbindung.

> Die Übung »Der fliegende Drache« ist gut für die Gelenke, stimuliert die Nieren und trägt allgemein zur Beweglichkeit bei.

Übung 4: Der Tiger schärft die Krallen

Eine energiereiche Übung, die sich anbietet, wenn man seine körperliche Stärke wecken und spüren und kraftvolle Bewegungen ausführen möchte.

Hinweis: *Wenn Sie Probleme mit Kniegelenken, Adduktoren oder der Oberschenkelmuskulatur haben, machen Sie diese Übung bitte vorsichtig, und gehen Sie keinesfalls bis zur Schmerzgrenze!*

Übungsanleitung

Vorbereitung: Verbeugen und Qi wecken (S. 41 ff). Während Sie das Qi wecken, formen Sie die Hände zu Tigerkrallen (S. 40).

1. Teil. Nehmen Sie die Pferdstellung (S. 39 f) ein, indem Sie einen Bogenschritt nach rechts machen. (Falls die korrekte Position mit waagerechten Oberschenkeln zu anstrengend ist, gehen Sie nicht so tief hinunter.) Bilden Sie mit den zu Tigerkrallen geformten Händen einen großen Ball (links ist oben); die Handflächen zeigen dabei zueinander (Abb. 42). Verlagern Sie das Gewicht beim Einatmen mit einer Drehung des Körpers nach rechts, ziehen Sie die rechte Hand nach oben und die linke Hand nach unten; die Handflächen zeigen nach wie vor zueinander (Abb. 43). Dann, beim Ausatmen, das Ganze auf der anderen Seite: Gewicht nach links verlagern (mit einer Körperdrehung nach links), linke Hand nach oben, rechte nach unten (Abb. 44). Und wieder nach rechts: Gewicht mit einer Drehung nach rechts verlagern, rechte Hand oben, linke unten (s. Abb. 43).

2. Teil. Anschließend verlagern Sie das Gewicht, während Sie einatmen, mit einer Körperdrehung nach links, strecken den rechten Arm beim Ausatmen schräg nach oben (Handfläche nach vorn) und das rechte Bein schräg nach hinten. Der linke Arm wird parallel zum rechten Bein nach hinten gezogen (Abb. 45).

3. Teil. Kommen Sie kurz in die Pferdstellung zurück. Formen Sie mit den Tigerkrallen wieder einen großen Ball vor

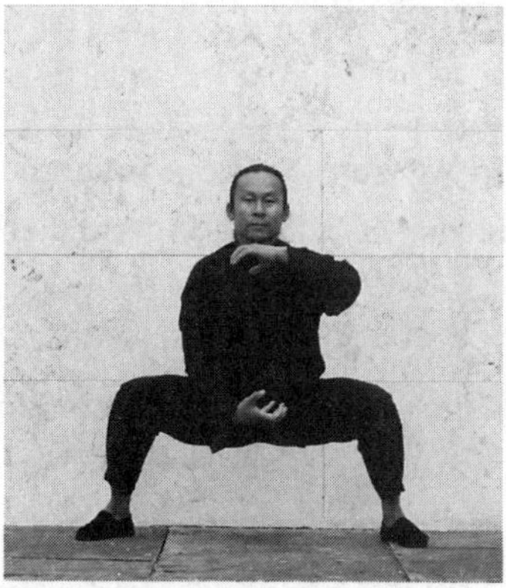

42

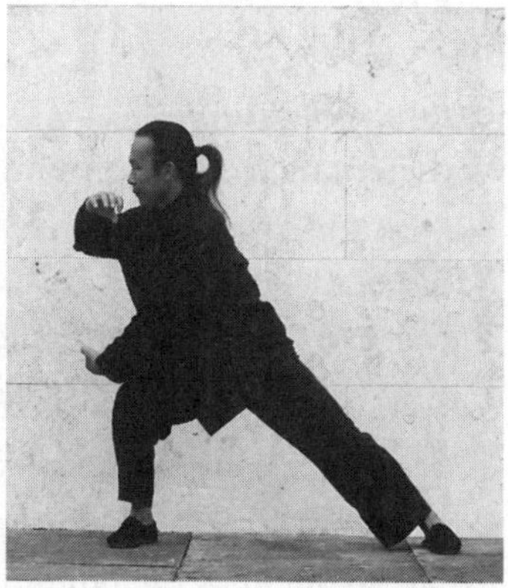

43

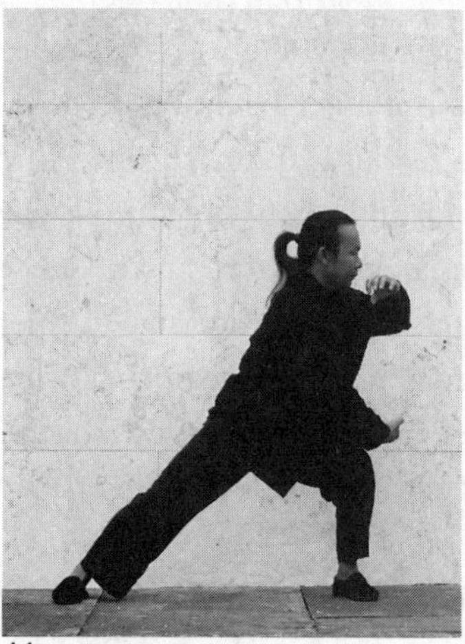

44

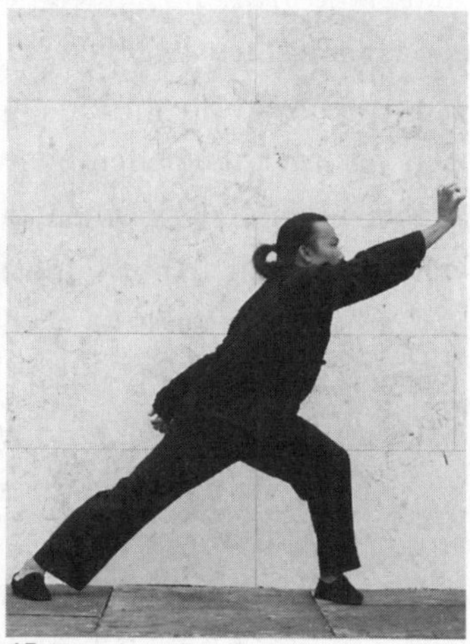

45

Ihrem Körper (Abb. 46) – rechte Hand oben –, und beginnen Sie die Übung von vorn, indem Sie diesmal mit links anfangen: Gewicht auf das linke Bein, Körperdrehung nach links, linke Hand nach oben, rechte nach unten (Abb. 47) – Gewicht auf das rechte Bein, Körperdrehung, rechte Hand nach oben, linke nach unten – und zum Schluss noch einmal Ge-

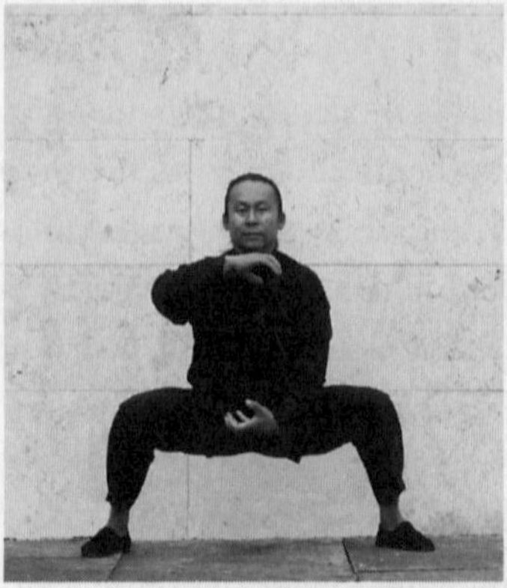
46

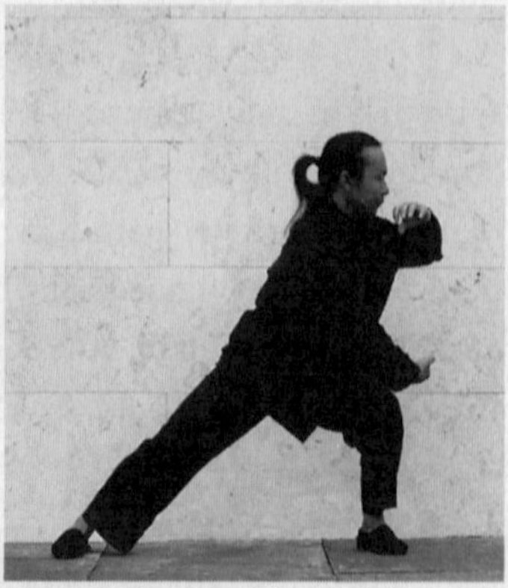
47

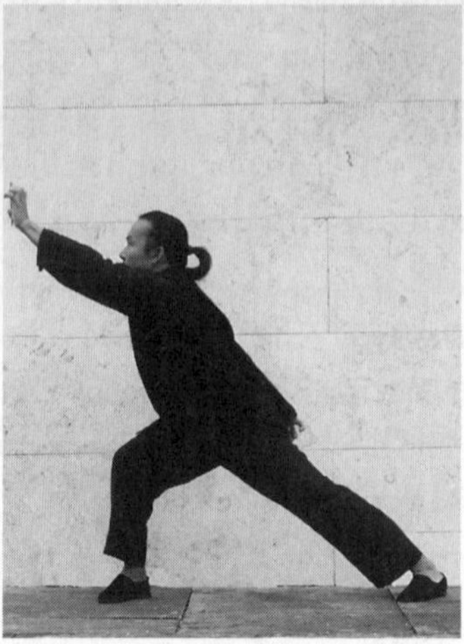
48

wicht auf das linke Bein, linke Hand nach oben, rechte nach unten.

4. Teil. Analog zum 2. Teil dieser Übung verlagern Sie das Gewicht mit dem Körper jetzt nach rechts (einatmen), strecken, während Sie ausatmen, den linken Arm schräg nach oben (Handfläche nach vorn) und das linke Bein schräg nach hinten. Der rechte Arm wird parallel zum linken Bein nach hinten gezogen (Abb. 48).

Führen Sie diese Übung (Teil 1 bis 4) insgesamt 6-mal aus. Anschließend kommen Sie in die Pferdstellung zurück, halten den »Ball« kurz vor dem Körper und senken die Arme. Verlagern Sie das Gewicht nach links, ziehen Sie das rechte Bein auf Hüftbreite heran (Bärenstellung), stehen Sie entspannt mittig, beruhigen Sie das Qi (S. 45 f), und verbeugen Sie sich.

Zu dieser Übung

Man imitiert bei dieser Bewegung einen Tiger, der seine Krallen an einem Baum schärft. Er bereitet sich auf die Jagd vor. Will er sein Ziel erreichen, muss alles sorgfältig geplant sein. Die Spannung des Körpers und besonders der Finger drücken diese Vorbereitung aus, denn nur, wenn man gut zugreift, kann man etwas »fangen« und erreicht sein Ziel.

> Die Übung »Der Tiger schärft die Krallen« ist gut für die seitliche Dehnung, löst Verspannungen in Armen und Fingern und kann die Verdauung anregen. Außerdem hilft sie dabei, an einem Ziel festzuhalten.

Übung 5: Der Tiger auf der Jagd

Eine motivierende Übung aus dem Eisenhemd-Qi-Gong, die sich anbietet, wenn man seine körperliche Stärke zeigen sowie kraftvoll und dynamisch »ausleiten« möchte.

Übungsanleitung

Vorbereitung: Verbeugen und Qi wecken (S. 41 ff). Wie in der vorherigen Übung formen Sie die Hände zu Tigerkrallen, während Sie das Qi wecken.

Teil 1. Verlagern Sie das Gewicht nach rechts, schieben Sie die linke Fußspitze in die linke vordere Ecke. Formen Sie mit den Tigerkrallen einen großen Ball vor dem Körper (rechte Hand ist oben, Handflächen zeigen zueinander) (Abb. 49). Lassen Sie die Hände kreisen, wobei die rechte Hand innen vor dem Körper bleibt, und verlagern Sie mit einer leichten Oberkörperdrehung nach rechts Ihr Gewicht ganz auf das

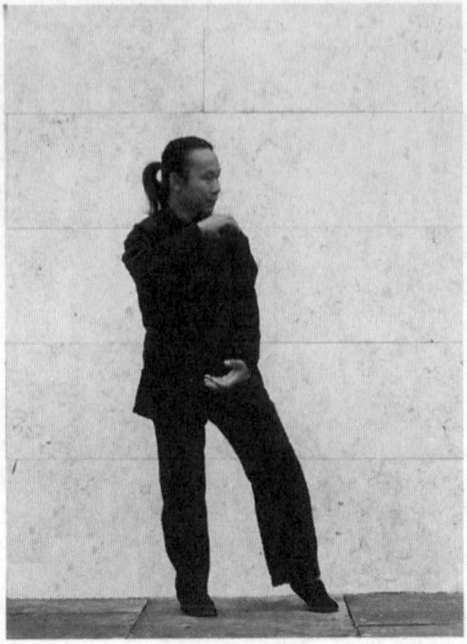
49

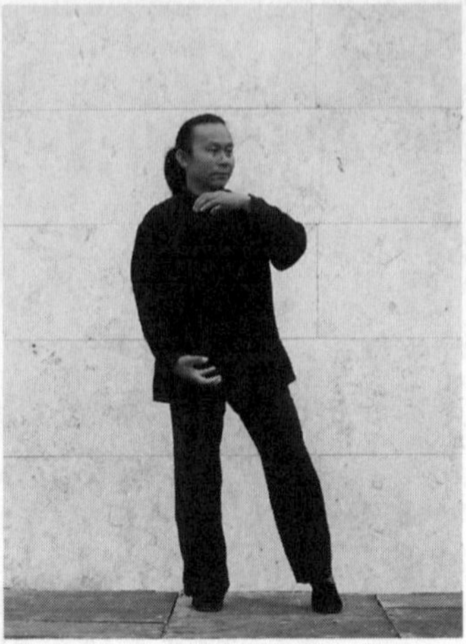
50

rechte Bein (Abb. 50). Dann streifen Sie mit der linken Hand über das linke Knie (Abb. 51).

Teil 2. Machen Sie einen seitlichen Schritt in die tiefe Stellung, das Gewicht bleibt dabei rechts (Abb. 52). Das linke Bein

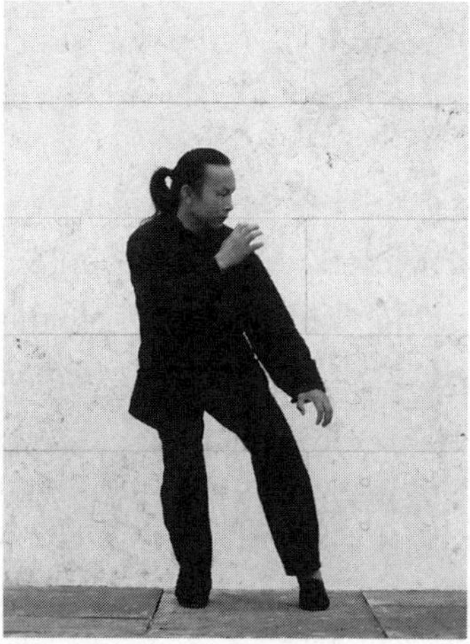

51

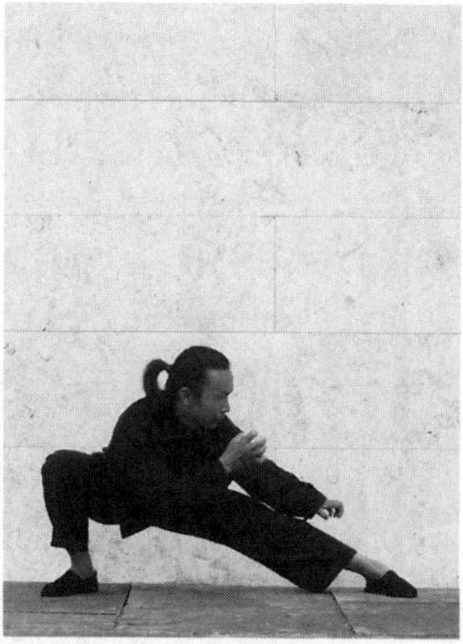

52

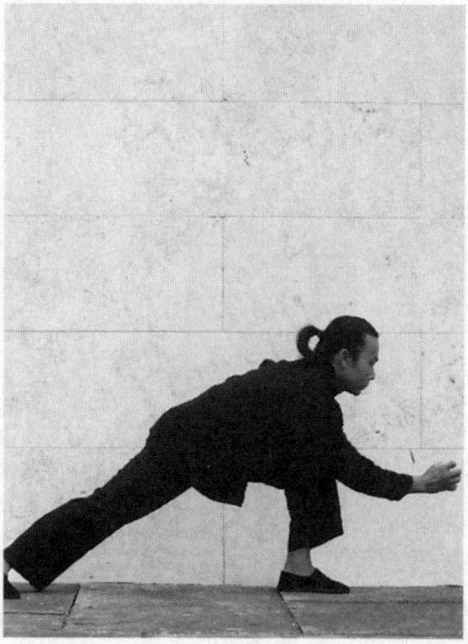

53

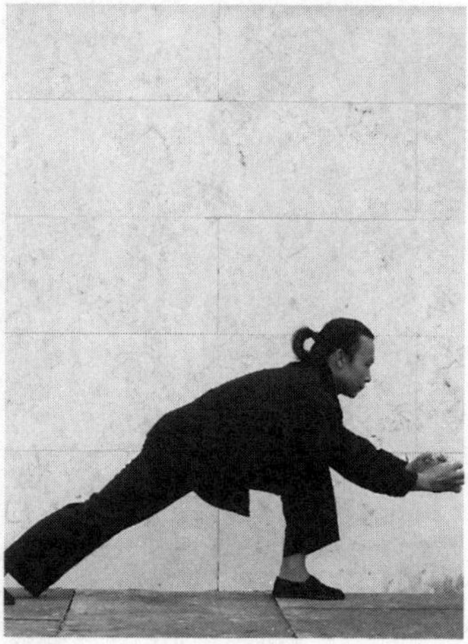

54

ist gestreckt, die linke Fußsohle auf dem Boden. Nun verlagern Sie das Gewicht nach links und schieben den Oberkörper nach vorn. Die rechte Hand führt die Bewegung nach rechts außen weiter, die linke Hand folgt dem Körper. Am vordersten Punkt stoßen Sie mit der rechten Hand vor, wie eine Katze, die mit einer Maus spielt (Abb. 53). Die linke Hand »krallt« ebenso nach vorn, bis beide Handflächen zueinander zeigen (Abb. 54). Dann ziehen Sie beide Hände gleichzeitig nach hinten Richtung Hüfte und verlagern das Gewicht nach hinten (Abb. 55). Stoßen Sie noch einmal mit beiden Händen nach vorn (mit Gewichtsverlagerung); diesmal zeigen die Handflächen jedoch zum Boden (Abb. 56).

Teil 3. Ziehen Sie die Hände wieder zur Hüfte, verlagern Sie das Gewicht nach hinten (Abb. 57), richten Sie sich auf, drehen Sie den linken Fuß auf der Ferse nach vorn (Abb. 58), verlagern Sie dann das Gewicht nach links, und formen Sie einen Ball vor Ihrem Körper (linke Hand ist oben)(Abb. 59).

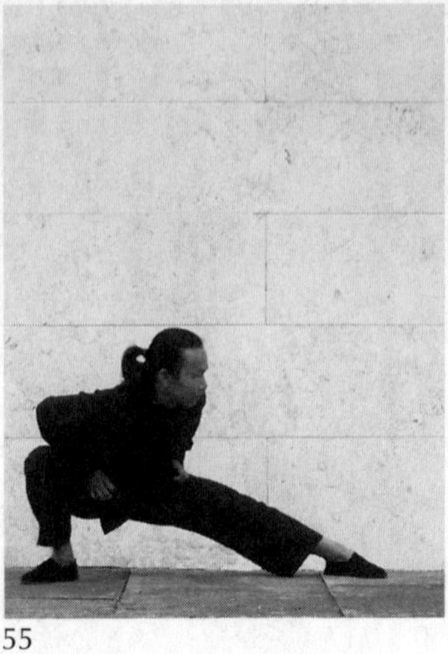
55

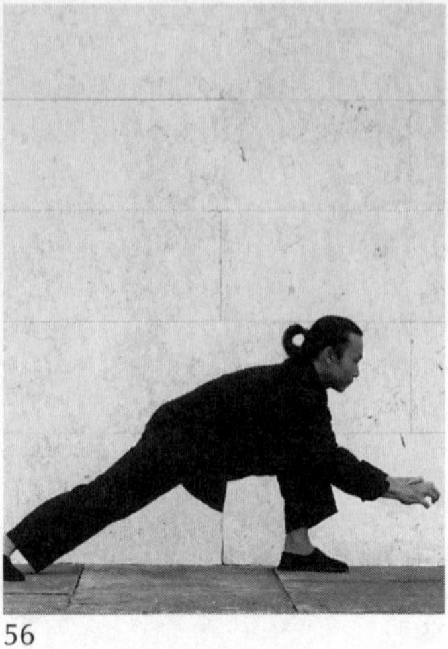
56

Teil 4. Nun wiederholen Sie die Bewegungen auf der anderen Seite: Hände kreisen – diesmal linke Hand innen vor dem Körper – (Abb. 60), beugen Sie die Knie, streifen Sie mit der rechten Hand über das rechte Knie (Abb. 61), und machen Sie einen Schritt nach rechts in die tiefe Stellung – das Gewicht

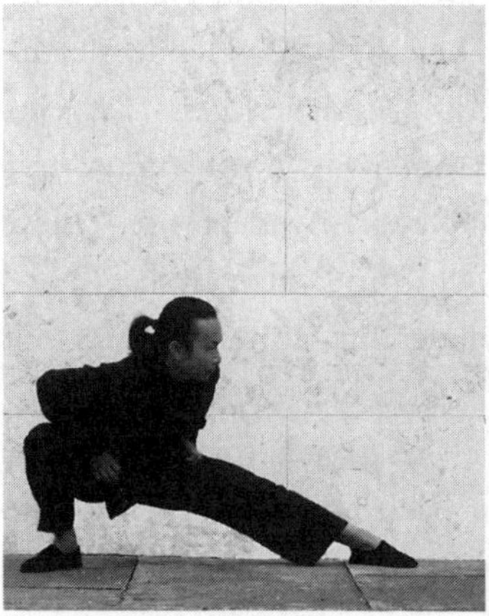

57

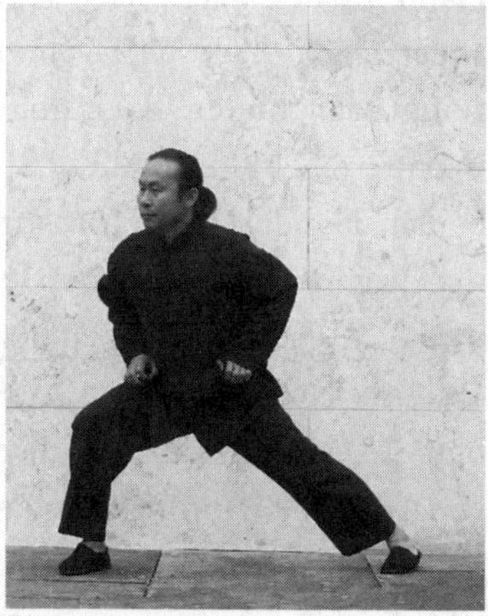

58

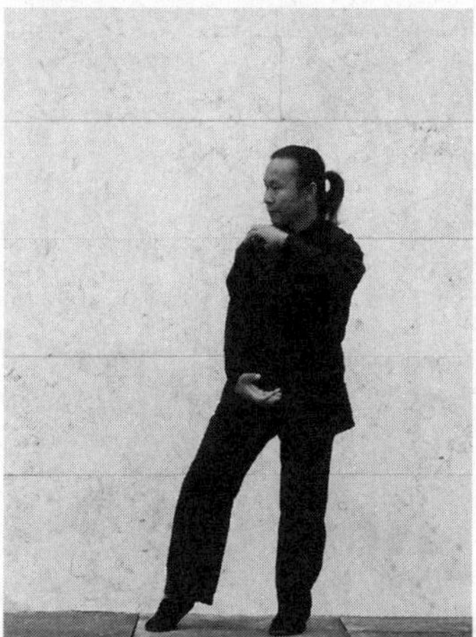

59

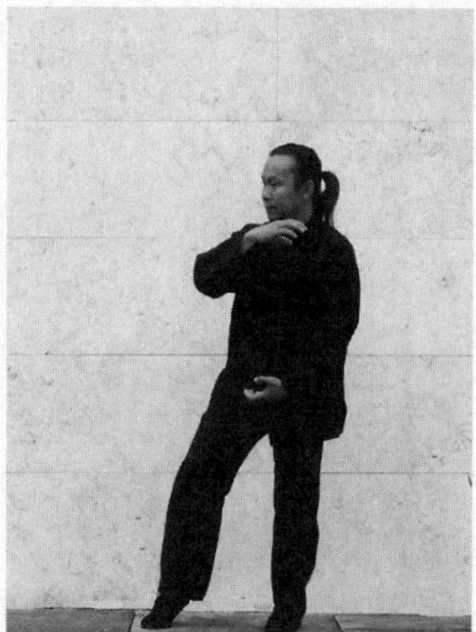

60

ist links, das rechte Bein gestreckt, die rechte Fußsohle auf dem Boden (Abb. 62). Während Sie das Gewicht nach vorn verlagern, führt die linke Hand die Bewegung nach rechts außen weiter, die rechte folgt neben dem Körper. Am vordersten Punkt stoßen Sie mit der linken Hand vor, wie eine

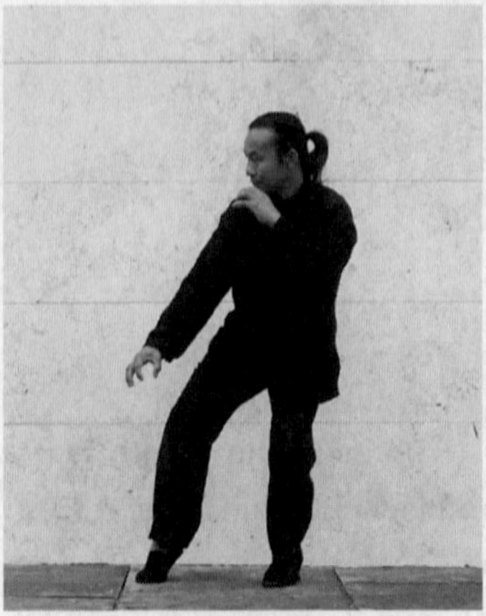

61

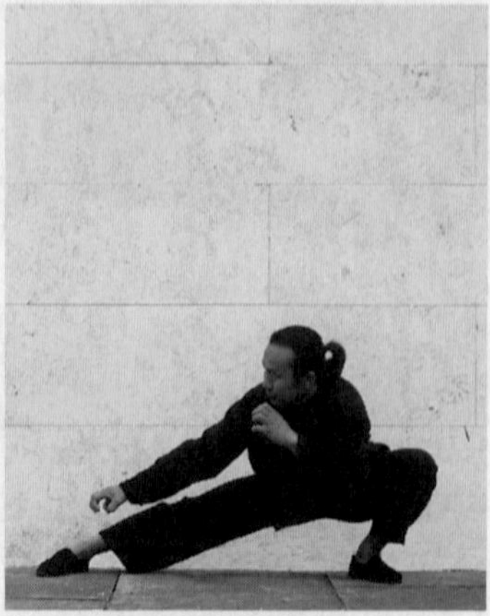

62

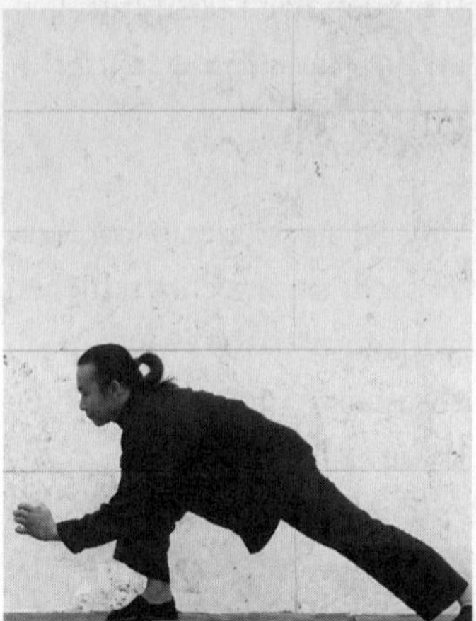

63

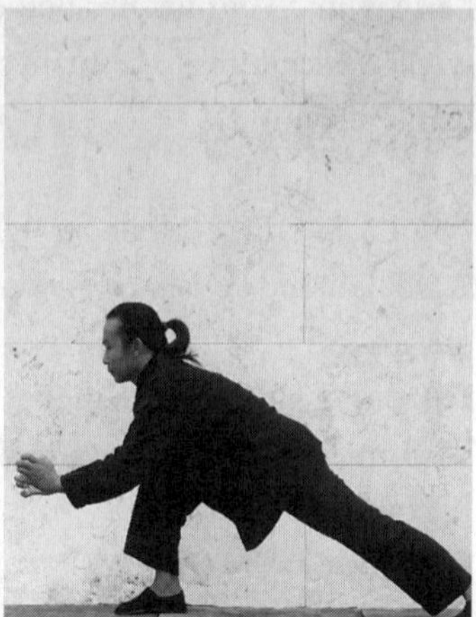

64

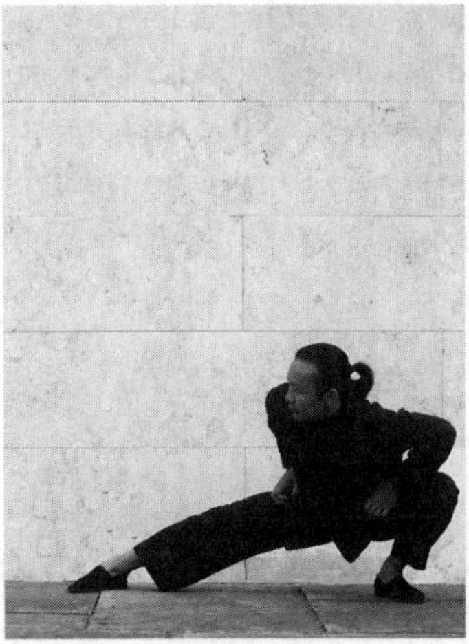
65

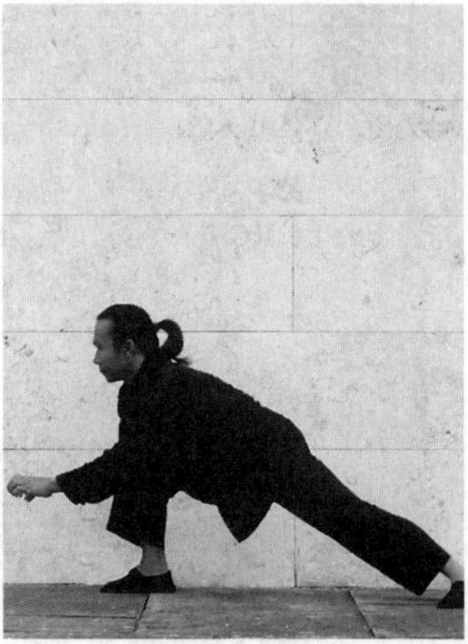
66

Katze, die mit der Maus spielt (Abb. 63). Die rechte Hand »krallt« nach vorn, bis beide Handflächen zueinander zeigen. (Abb. 64) Dann ziehen Sie beide Hände gleichzeitig zur Hüfte und verlagern das Gewicht nach hinten (Abb. 65). Stoßen Sie noch einmal mit beiden Händen nach vorn (mit Gewichtsverlagerung), diesmal zeigen die Handflächen zum Boden (Abb. 66).

Führen Sie diese Übung (Teil 1 bis 4) insgesamt 6-mal aus. Anschließend verlagern Sie das Gewicht nach rechts, schieben die linke Fußspitze nach vorn, verlagern das Gewicht nach links und gehen mit einem Bogenschritt mit dem rechten Bein in die Bärenstellung. Stehen Sie entspannt mittig, beruhigen Sie das Qi (S. 45f) mit der Tigerhand, und verbeugen Sie sich.

Zu dieser Übung

Das so genannte Eisenhemd-Qi-Gong, zu dem die »harten« Formen gehören, kommt ursprünglich aus dem Kung Fu. Die Kämpfer mussten sich abhärten, um sich vor inneren und äußeren Verletzungen zu schützen. Sie wollten ihr Qi stärken und es wie eine Art »Eisenhemd« um ihren Körper binden. Noch heute kann man in Demonstrationen der Shaolin-Mönche diese Techniken sehen, wenn sich die Mönche etwa mit der Kehle gegen einen Speer lehnen, um ihn zu zerbrechen, oder mit dem Kopf schwere Betonplatten durchschlagen (was Sie natürlich auf keinen Fall nachahmen sollten!). Aber dieser Aspekt ist nur ein Teil des Eisenhemd-Qi-Gong. Seine Übungen sind gesundheitsfördernd und schützen den Körper vor Schwächen. Wie eine Art »Schutzschild« hüllt das Qi die Organe ein und macht den Menschen widerstandsfähiger.

> Die Übung »Der Tiger auf der Jagd« unterstützt den Muskelaufbau an Oberschenkel und Armen und vertreibt Steifheit und Gefühllosigkeit aus den Fingern und den Armen. Außerdem kann sie helfen, den Mut für Entscheidungen zu fördern und das »Zupacken« (im übertragenen Sinne) zu lernen.

Übung 6: In einem ruhigen See schwimmen

Eine behutsame Übung, die sich anbietet, wenn man sein Gleichgewicht schulen, sich bedächtig bewegen und dabei das eigene Vertrauen in sich selbst konzentriert prüfen will.

Übungsanleitung

Vorbereitung: Verbeugen und Qi wecken (S. 41 ff).

Verlagern Sie das Gewicht auf das rechte Bein, und beugen Sie dessen Knie leicht (Abb. 67). Winkeln Sie die Arme an, wobei die Handflächen nach oben zeigen, und heben Sie das linke Bein (Abb. 68). Dann vollführen Sie mit den Armen eine Bewegung, als würden Sie durch einen See schwimmen: Strecken Sie sie nach vorn, drehen Sie die Handflächen mit dem Einatmen nach außen. Mit dem Ausatmen bewegen Sie die Arme weit zur Seite (Handflächen nach außen), bis sie sich im 90-Grad-Winkel zum Körper befinden. Während Sie

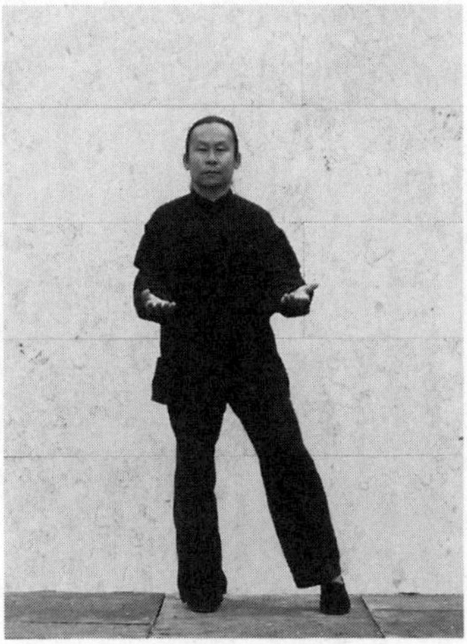

67

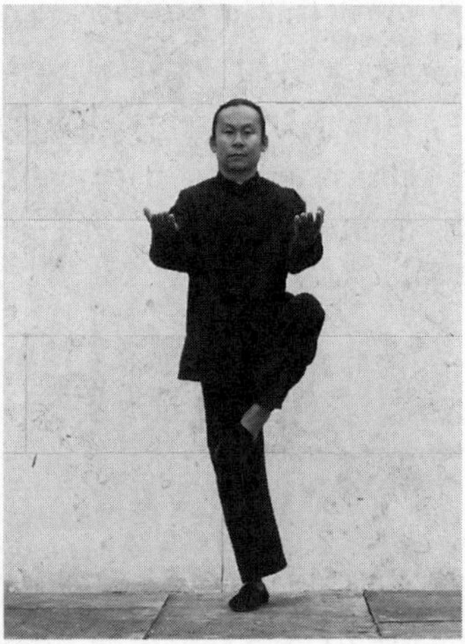

68

die Arme zur Seite führen und ausatmen, strecken Sie das linke Bein nach hinten aus – im Idealfall waagrecht, falls das nicht geht, dann einfach so weit, wie Sie es schaffen (Abb. 69 und 70).

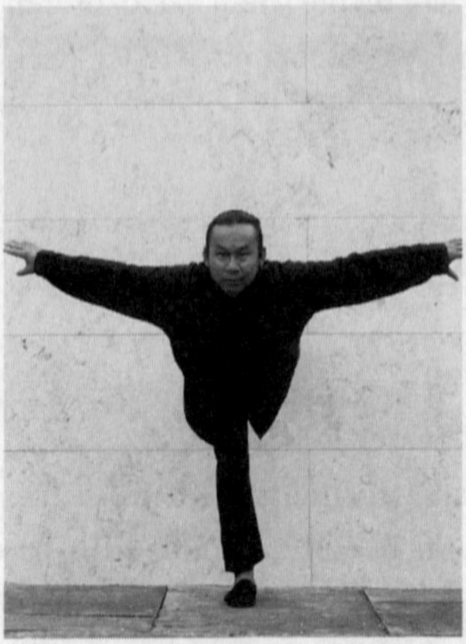
69

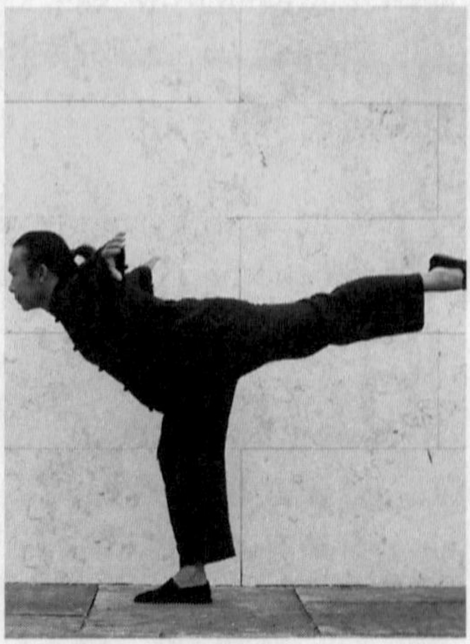
70

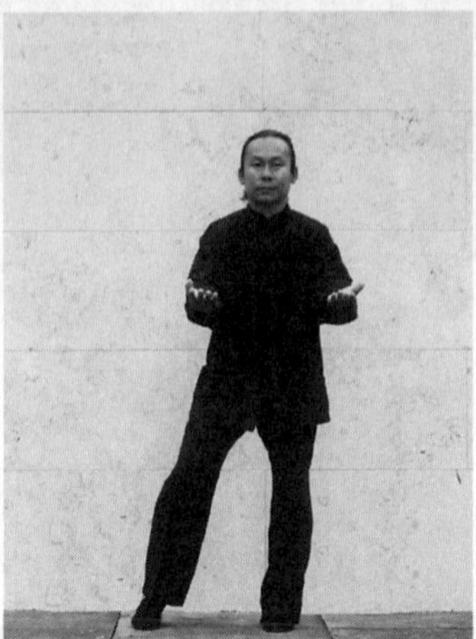
71

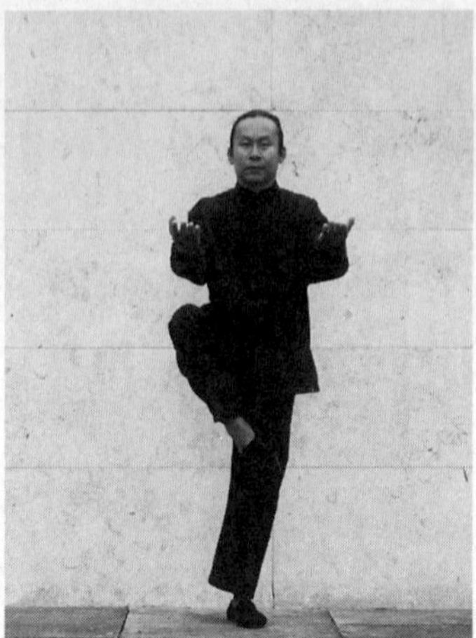
72

Bringen Sie die Hände in einem weiten Kreis wieder vor die Brust (einatmen), verlagern Sie währenddessen das Gewicht auf das linke Bein (Abb. 71), und heben Sie das rechte Bein (Abb. 72). Dann strecken Sie die Arme nach vorn, und führen Sie sie »schwimmend« zur Seite (ausatmen). Gleichzeitig mit dieser Bewegung strecken Sie das rechte Bein nach hinten (Abb. 73 und 74). Anschließend wechseln Sie wieder nach rechts.

Führen Sie diese Übung (rechts, links) insgesamt 6-mal aus. Anschließend beenden Sie sie, indem Sie das Qi beruhigen (S. 45 f) und sich verbeugen.

Zu dieser Übung

Wasser symbolisiert Vitalität und Lebensfähigkeit und ist in der asiatischen Tradition mit dem Mond verbunden. Es hat weibliche Qualitäten. Außerdem bestehen wir zu einem

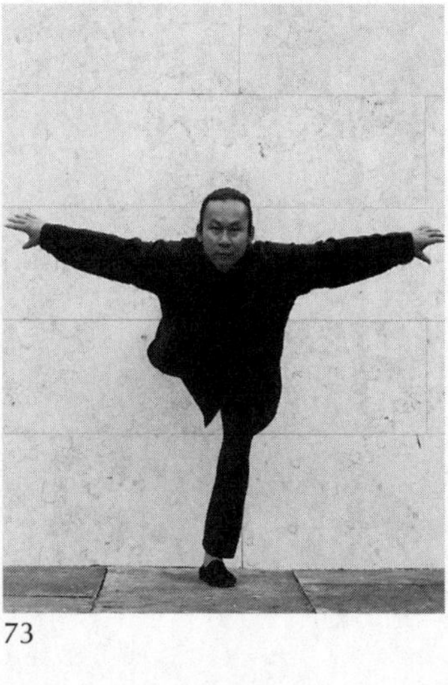

73

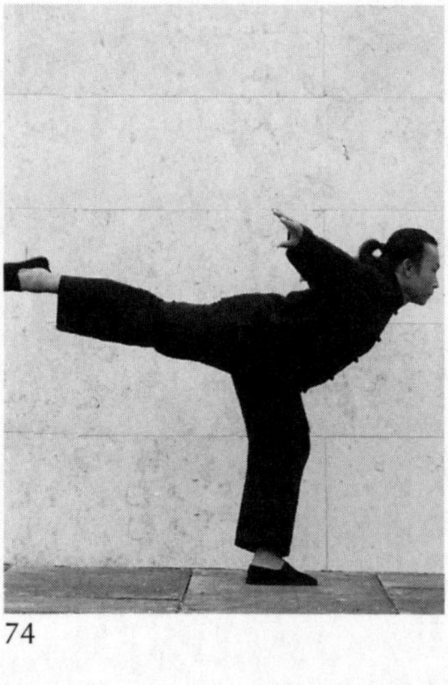

74

hohen Prozentsatz aus Wasser, und so kann man »In einem ruhigen See schwimmen« als eine Art Reinigung des Körpers und des Geistes sehen. Im Zentrum steht die Rückbesinnung – wir lernen, wieder auf uns und unsere Möglichkeiten zu vertrauen.

> Die Übung »In einem ruhigen See schwimmen« fördert den Gleichgewichtssinn und die Konzentration. Außerdem stärkt sie die untere Rückenmuskulatur.

Übung 7: Die Fünf Elemente

Eine leichtere Übungssequenz nach den Fünf Elementen, die sich anbietet, wenn man eine Form zur geistigen und körperlichen Sammlung sucht und wieder mit sich selbst und der Natur in Einklang kommen möchte.

Übungsanleitung

Vorbereitung: Verbeugen und Qi wecken (S. 41 ff).

Element Wasser. Heben Sie die Arme auf Brusthöhe, und strecken Sie die Beine leicht durch (Abb. 75). Jetzt senken Sie die Arme, gehen in die Knie bis zum Boden und drehen die Handflächen, als wollten Sie in der Erde graben (Abb. 76). Kommen Sie aus der Hocke wieder nach oben; dabei zeigen die Fingerspitzen Richtung Himmel, die Handflächen zum Körper (Abb. 77).

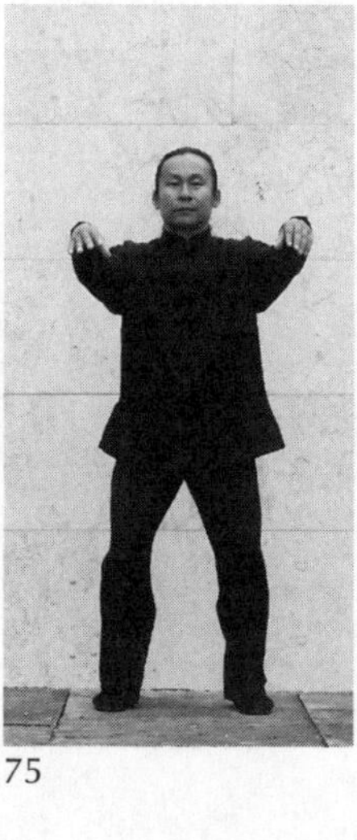

75

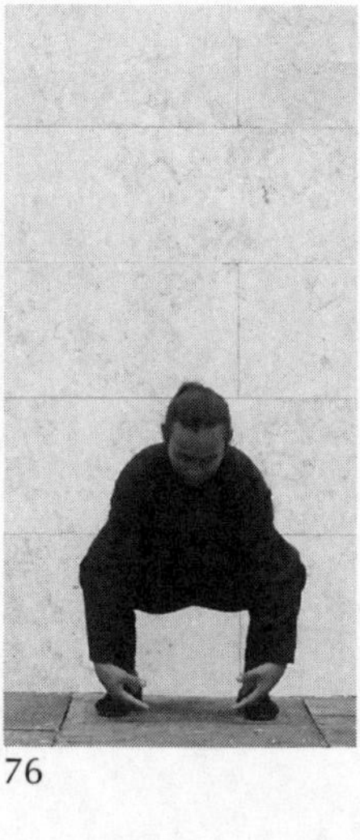

76

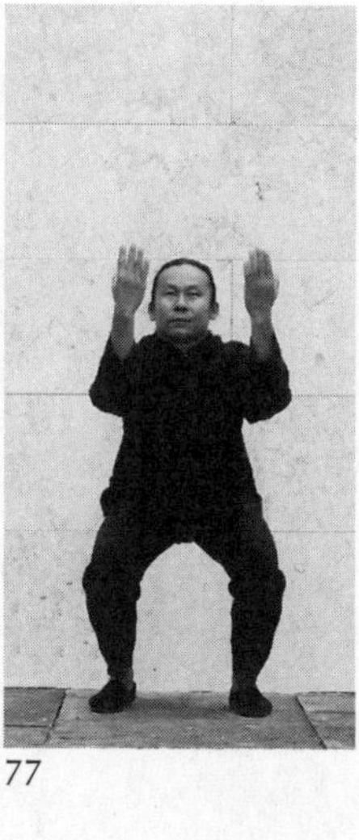

77

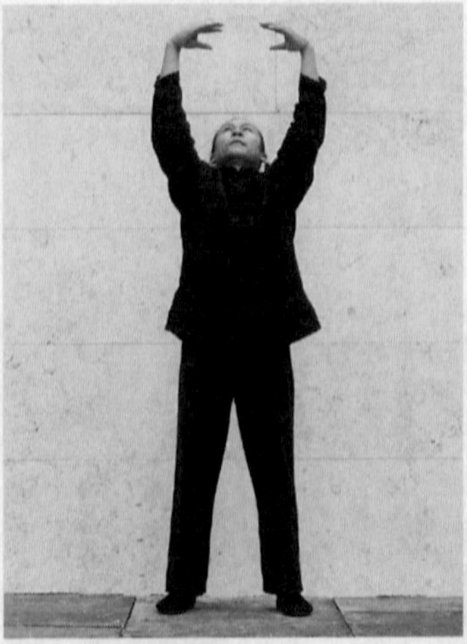

78

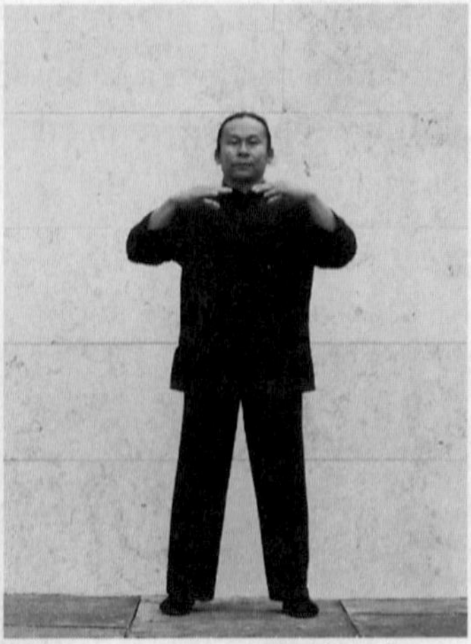

79

Element Holz. Strecken Sie sich zum Himmel, bis die Arme fast durchgestreckt sind. Knicken Sie die Handgelenke dann leicht ab, blicken Sie in die Handflächen (Abb. 78), und senken Sie die Arme auf Herzhöhe (Abb. 79).

Element Feuer. Verlagern Sie das Gewicht nach links, drehen Sie den rechten Fuß auf der Ferse in die linke vordere Ecke (Abb. 80), verlagern Sie das Gewicht nach rechts, und heben Sie die linke Fußspitze (Abb. 81). Drehen Sie die Handflächen nach vorn, und schieben Sie die Hände vor, und zwar bei der Gewichtsverlagerung nach vorn (Abb. 82). Drehen Sie die Handflächen jetzt nach innen, verlagern Sie das Gewicht nach hinten, und ziehen Sie die Arme zur Brust (Abb. 83). Dann drehen Sie sich auf die rechte Seite, indem Sie den linken Fuß auf der Ferse in die rechte vordere Ecke bewegen. Verlagern Sie das Gewicht nach hinten, und heben Sie die rechte Fußspitze, um sie auf die rechte Seite setzen zu können; dabei wird auch der Oberkörper gedreht (Abb. 84).

Schieben Sie die Hände wie vorhin auf der anderen Seite in Brusthöhe nach vorn (Abb. 85). Drehen Sie die Handflächen nach innen, verlagern Sie das Gewicht nach links, heben Sie die rechte Fußspitze, und ziehen Sie die Hände zur Brust zu-

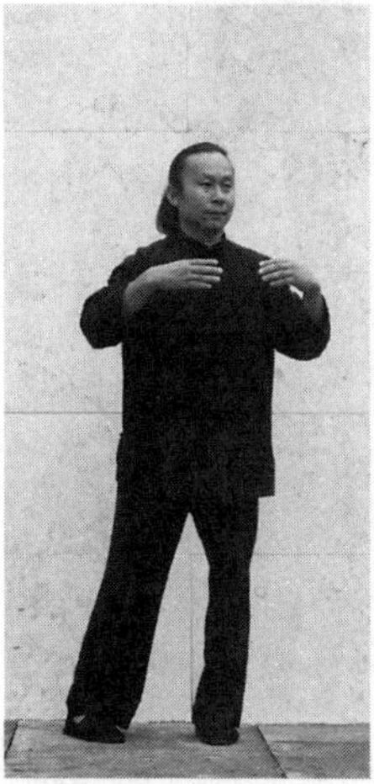

80

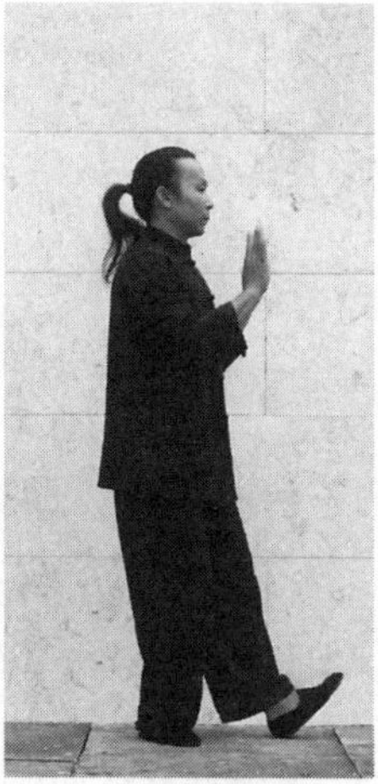

81

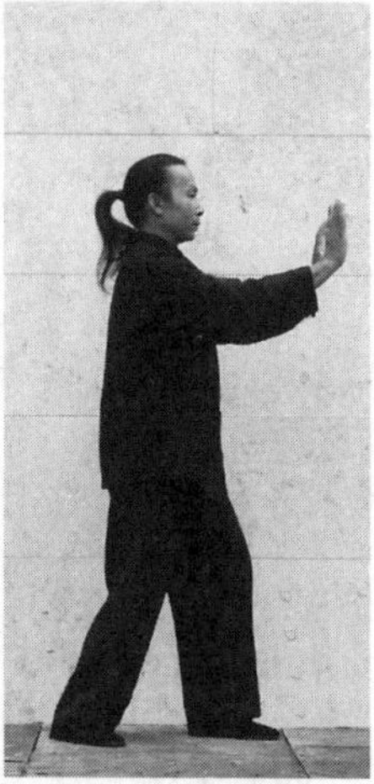

82

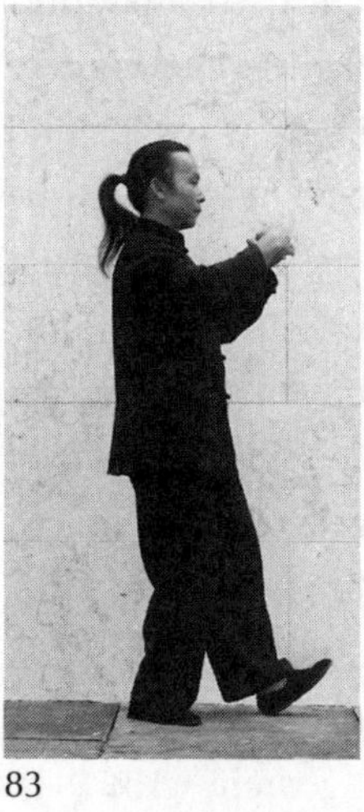

83

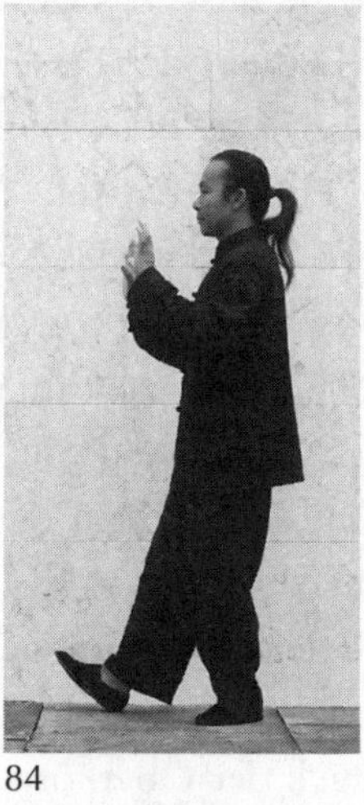

84

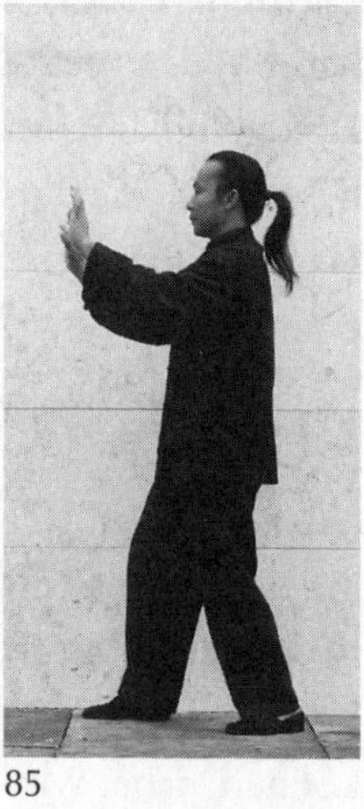

85

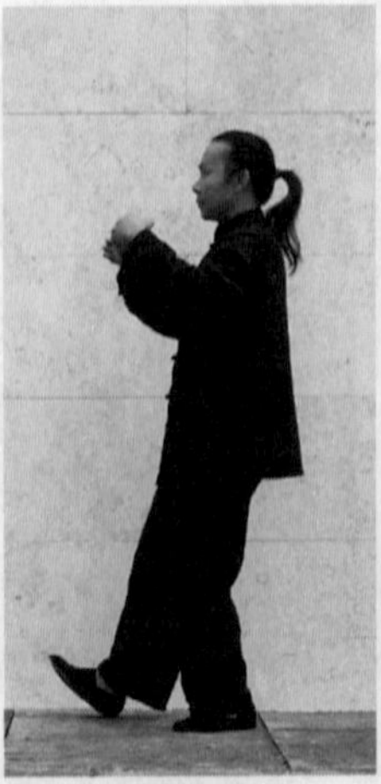
86

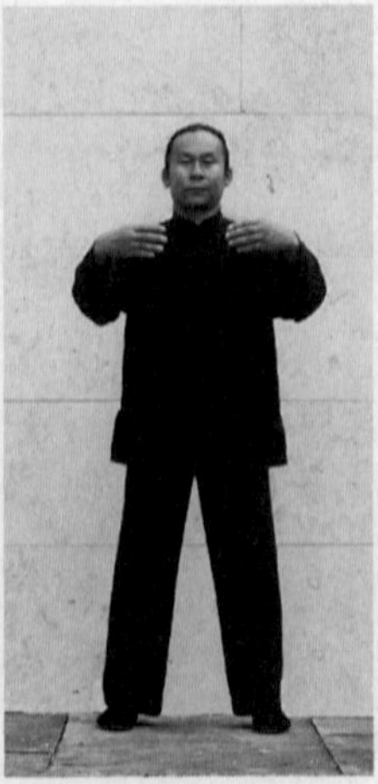
87

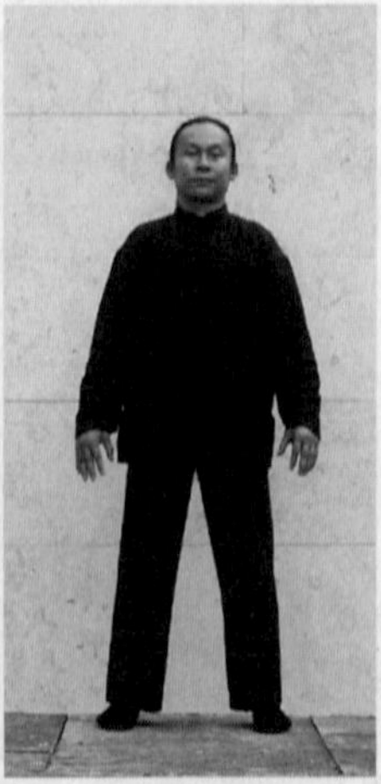
88

rück (Abb. 86). Drehen Sie sie nach vorn; auch die Fußspitzen zeigen jetzt nach vorn (dazu verlagern Sie kurz das Gewicht nach rechts, damit Sie den linken Fuß ebenfalls gerade nach vorn bringen können). Drehen Sie die Handflächen nach unten (Abb. 87), und senken Sie die Arme (Abb. 88).

Element Erde. Kreuzen Sie die Arme vor der Brust (rechts ist vorn), und beugen Sie die Beine dabei leicht (Abb. 89). Ziehen Sie die Hände auseinander, und strecken Sie die Arme auf Schulterhöhe zu den Seiten (die Handflächen zeigen nach außen) (Abb. 90). Führen Sie die Arme dann seitlich zu den Oberschenkeln (Abb. 91).

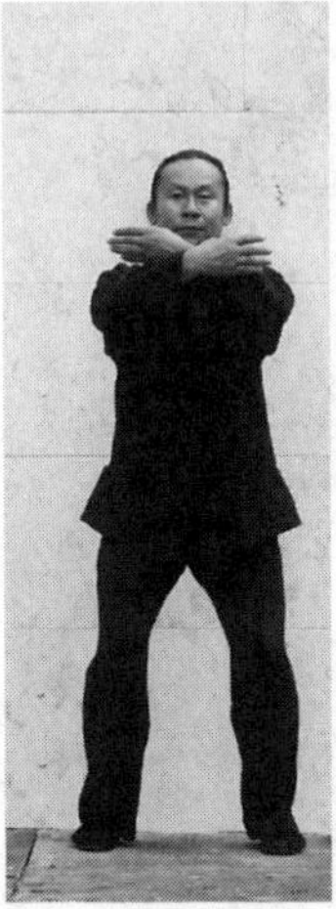
89

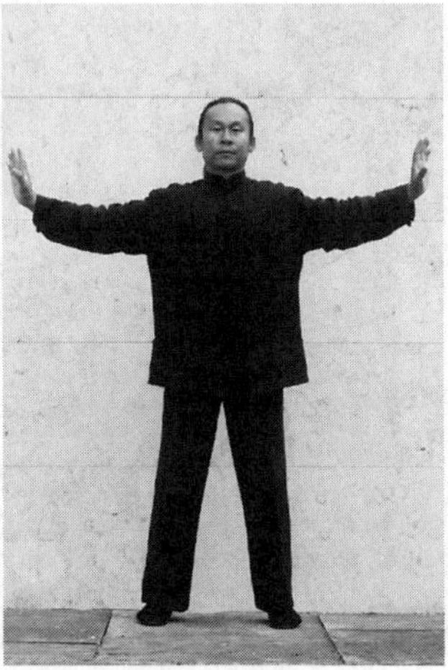
90

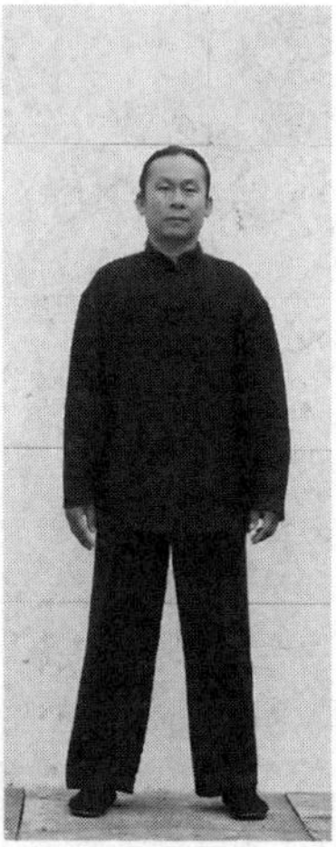
91

Element Metall. Verlagern Sie das Gewicht nach rechts (die Füße sind lediglich leicht gespreizt), und drehen Sie den Oberkörper nach links (Abb. 92). Führen Sie die Hände vor die Brust (Handflächen zeigen zueinander) (Abb. 93), und strecken Sie die Arme, während Sie das Gewicht nach links verlagern, zum Himmel (Abb. 94). Sie stehen rechts auf der Fußspitze, und das durchgestreckte rechte Bein und die Arme bilden eine Diagonale. Führen Sie die Hände wieder zur Brust, und verlagern Sie das Gewicht nach rechts (Abb. 95). Drehen Sie sich nach vorn, bringen Sie das Gewicht nach links (Abb. 96), und strecken Sie die Arme wieder diagonal (Abb. 97). Zum Abschluss nehmen Sie die Hände erneut vor die Brust, drehen sich nach vorn und formen mit den Händen einen großen Ball (Handflächen zeigen zum Körper) (Abb. 98). Dann drehen Sie die Handflächen nach unten und senken die Hände.

Beenden Sie diese Übungssequenz, indem Sie das Qi beruhigen (S. 45 f) und sich verbeugen.

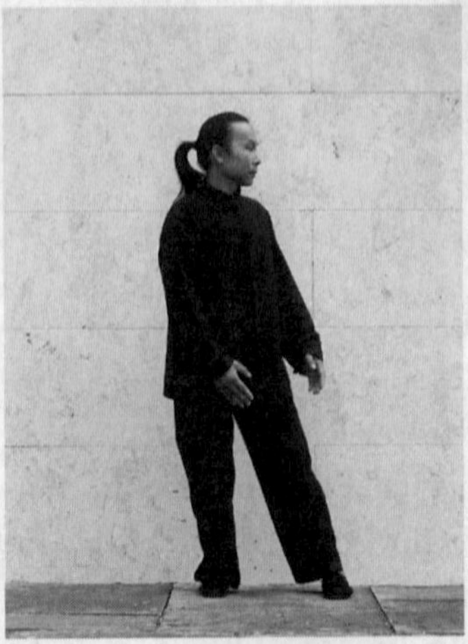
92

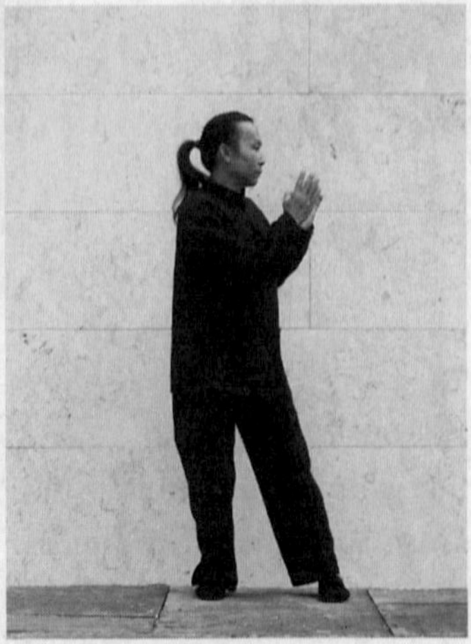
93

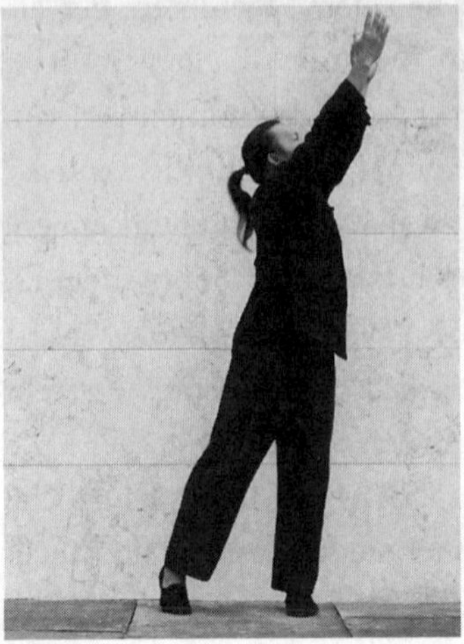
94

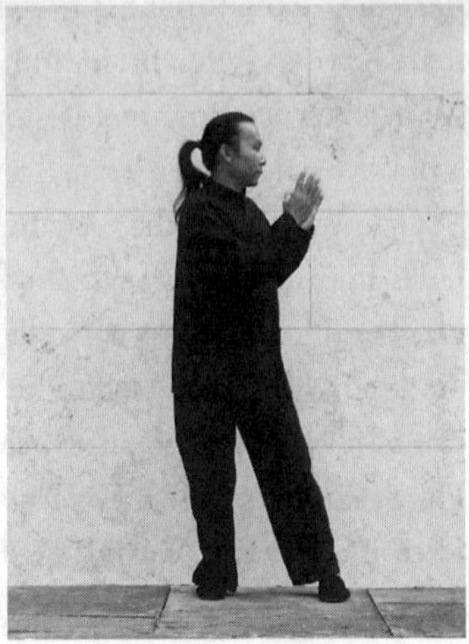
95

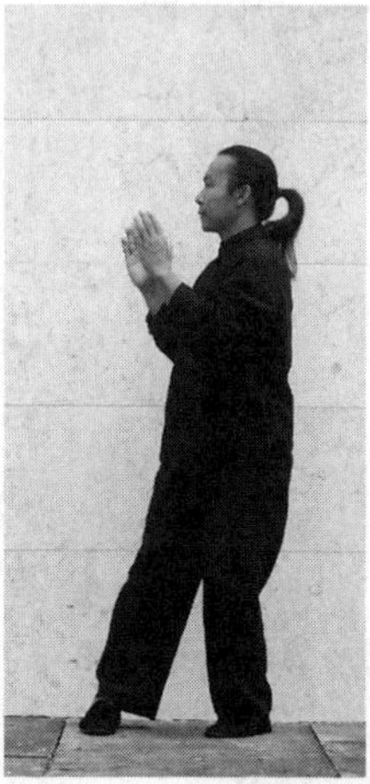

96

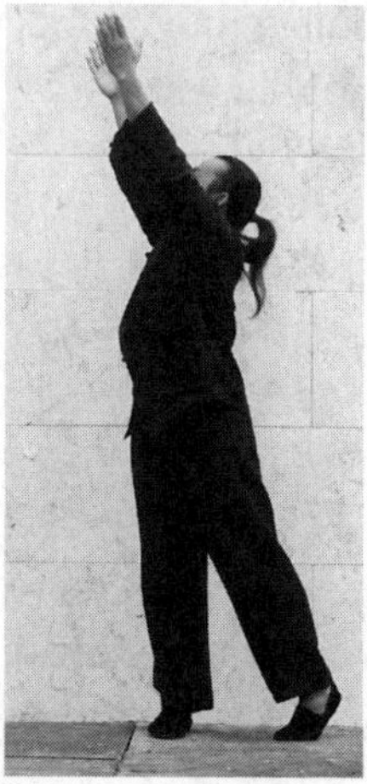

97

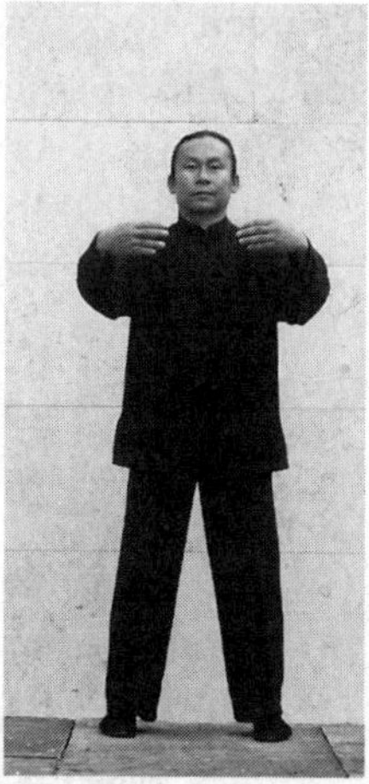

98

Zu dieser Übung

Die chinesische Lehre von den Fünf Elementen (chin. *Wuhsing*) aus dem 5. Jahrhundert v. Chr. besagt, dass die Materie und alle Lebensprozesse aus den Grundelementen Wasser, Holz, Feuer, Erde und Metall bestehen. Die Übung symbolisiert den Zusammenhang zwischen den Elementen, der einem Kreislauf gleicht. Schon im Buch des »Gelben Kaisers« steht: »Auf der Erde manifestiert sich das Zusammenspiel von Yin und Yang in den Transformationen der Fünf Elemente.«[10]

Grundsätzlich gibt es dabei zweierlei Wechselwirkungen: Jedes Element bringt ein anderes hervor oder überwindet es. Das kann man sich so vorstellen: Im *fördernden Zyklus* verwandelt sich Holz zu Asche, die zu Erde wird; daraus entsteht Metall. Das Metall zieht Wasser an, das wiederum in der Erde Holz »fördert«. Im *überwindenden Zyklus* verhält es sich anders: Hier überwindet Wasser das Feuer, Feuer das Metall, Metall das Holz, Holz ist stärker als die Erde, und die Erde überwindet das Wasser.

Die einzelnen Elemente und ihre Symbolik

Element	Grundsymbolik	Weitere Zuordnungen
Wasser	Minimale Kraft	Winter Salzig Schwarz Niere und Blase Angst Ohr Knochen
Holz	Wachstum	Frühling Sauer Grün Leber und Gallenblase Zorn Auge Sehnen
Feuer	Starke Energie	Sommer Bitter Rot Herz und Dünndarm Freude Zunge Gefäße
Erde	Gleichgewicht	Spätsommer Süß Gelb Milz und Magen Grübeln Mund Muskeln
Metall	Sinken, Abnehmen	Herbst Scharf Weiß Lunge und Dickdarm Trauer Nase Haut/Haare

In den Fünf Elementen spiegeln sich Yin und Yang wider. Außerdem existiert ein komplexes System der Entsprechungen, in dem die Elemente unter anderem mit den Jahreszeiten, den Himmelsrichtungen, den Farben, den Zahlen und den inneren Organen in Bezug gesetzt werden (s. Tabelle). Ihre Verbindungen zu den Organen werden »Funktionskreise« genannt.

Die Übung »Die Fünf Elemente« aktiviert den Fluss des Qi. Durch die fließenden Bewegungen werden die Ausgeglichenheit gefördert und Stress abgebaut.

Übung 8: Der Tiger sammelt das Qi

Diese etwas anstrengendere Übung gehört zum Eisenhemd- oder harten Qi Gong und bietet sich an, wenn man seine Kraft spüren und fördern sowie das Yang unterstützen möchte.

Übungsanleitung

Vorbereitung: Verbeugen Sie sich, dann öffnen Sie die Beine mit einem Bogenschritt *nach rechts* auf Hüftbreite (Abb. 99). Strecken Sie die Arme waagerecht vor, formen Sie die Hände zur Tigerkralle (Abb. 100), und drehen Sie sie in den Handgelenken, so dass die Handflächen nach oben zeigen (Abb. 101). In dieser Position ziehen Sie die Hände an die Hüften (Abb. 102). Jetzt holen Sie das Qi in einem weiten Kreis zur Stirn (Abb. 103) und senken es zum Dantien (Abb. 104).

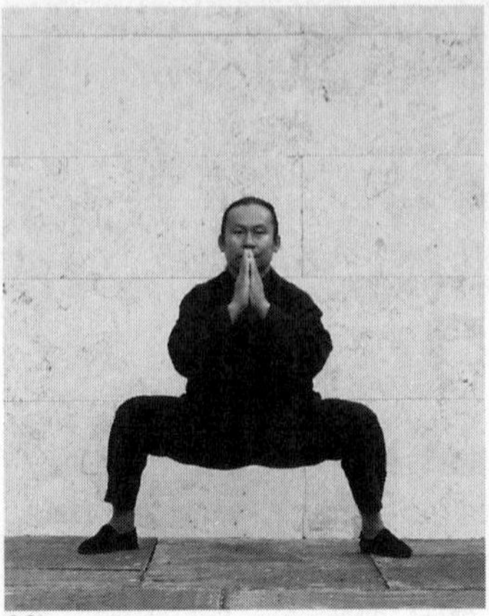

99

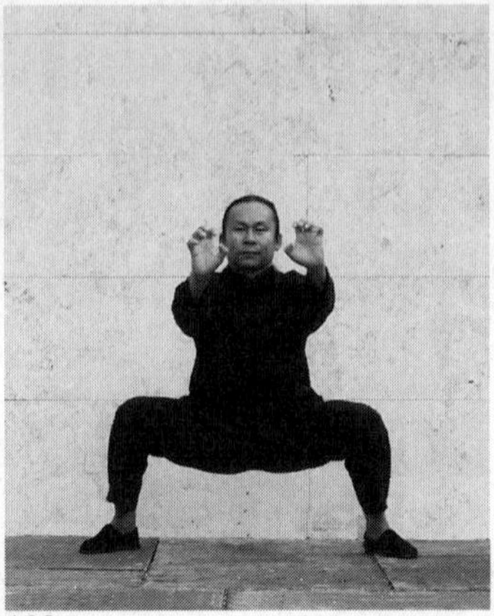

100

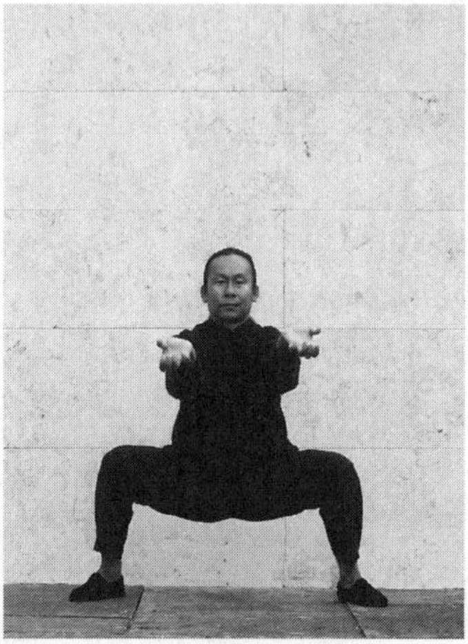

101

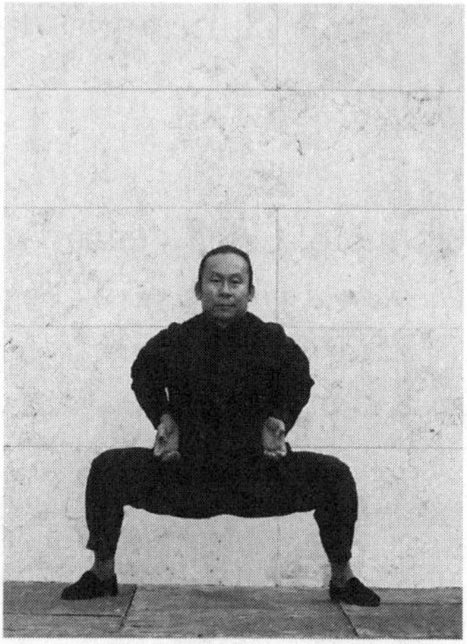

102

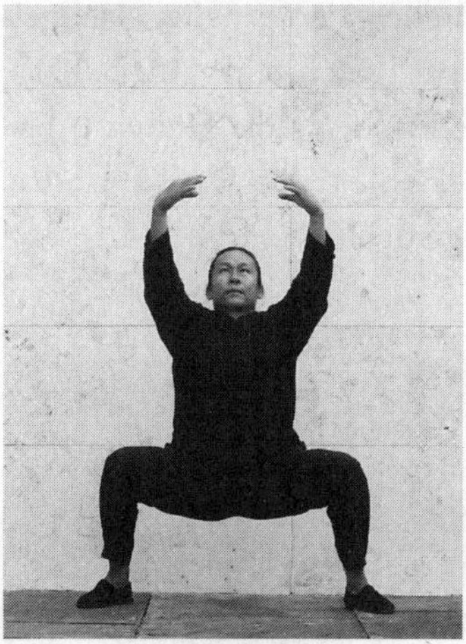

103

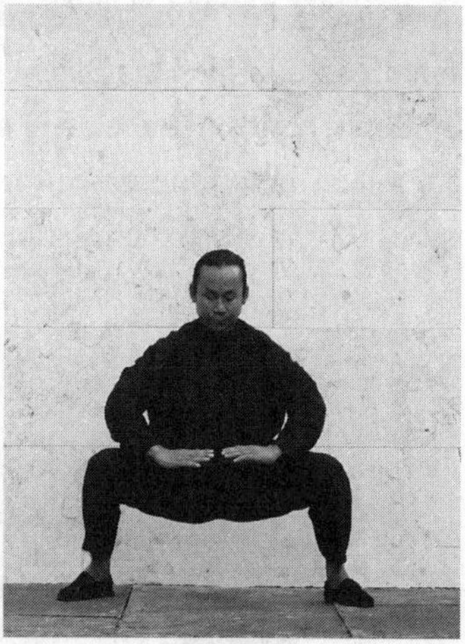

104

Teil 1, Übung nach vorn. Ziehen Sie beide Hände zu den Hüften. Beim Einatmen heben Sie die rechte Hand zur Brust (Abb. 105). Dann stoßen Sie sie rasch und kraftvoll nach vorn und greifen mit einer schnellen Bewegung nach einem imaginären Gegenstand; dabei atmen Sie aus (Abb. 106). Drehen Sie die Hand anschließend so, dass die Handfläche nach oben weist, und atmen Sie ein (Abb. 107). Jetzt ziehen Sie die Hand kraftvoll an die Hüfte zurück und atmen gepresst aus (Abb. 108).

Wechseln Sie nun die Seite. Beim Einatmen heben Sie die linke Hand zur Brust, dann stoßen Sie sie beim Ausatmen rasch und kraftvoll nach vorn und greifen mit einer schnellen Bewegung nach einem imaginären Gegenstand. Handfläche nach oben drehen (einatmen) und die Hand dann kraftvoll an die Hüfte ziehen (ausatmen).

Teil 2, Übung zur Seite. Diese Bewegungssequenz verläuft genauso wie die eben beschriebene, nur stoßen Sie die Hände dabei nicht nach vorn, sondern zur Seite – also: rechte Hand nach rechts stoßen (Abb. 109), drehen, kraftvoll zurückziehen, dann linke Hand nach links stoßen, drehen, kraftvoll zurückziehen.

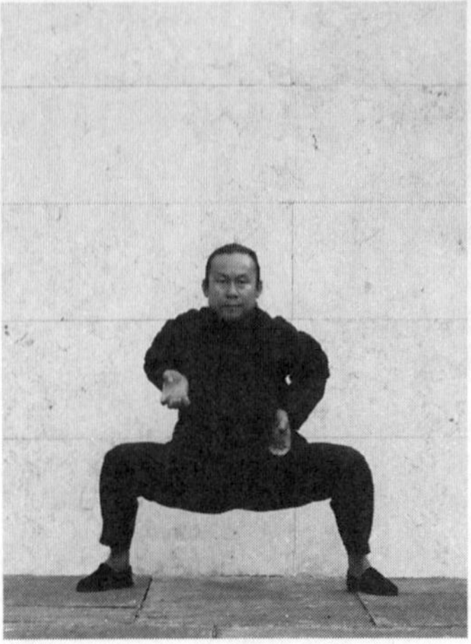

105

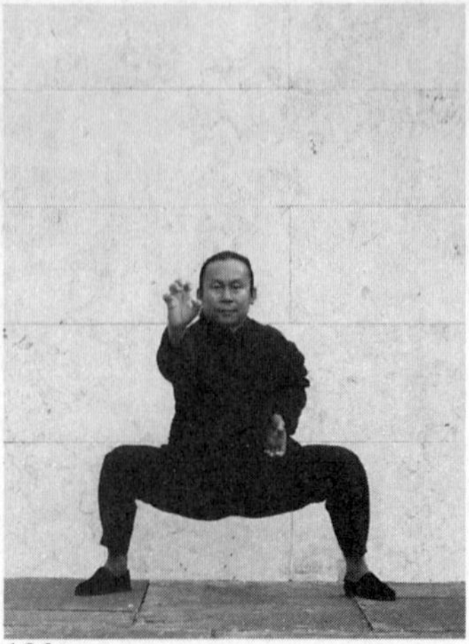

106

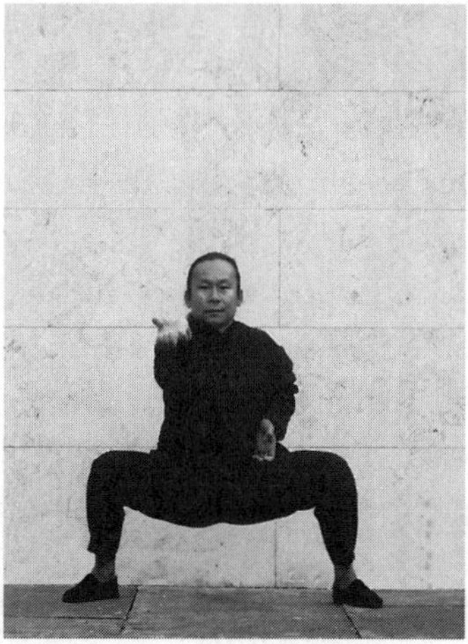
107

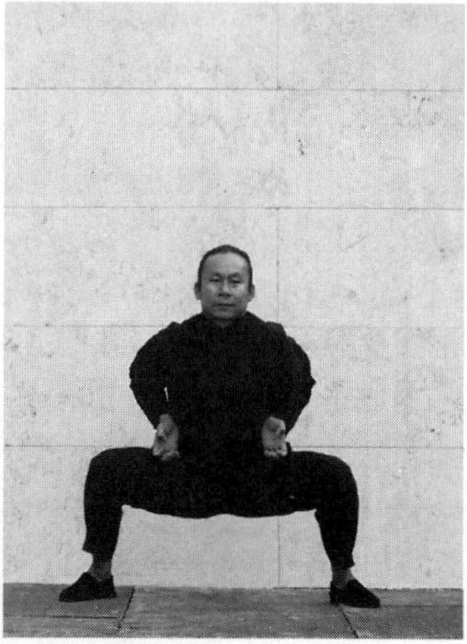
108

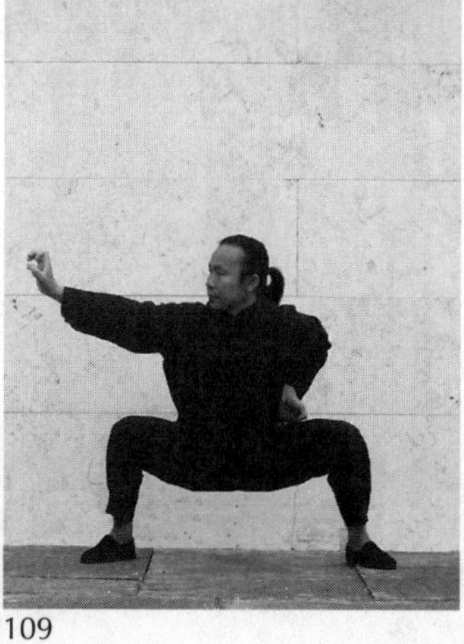
109

Führen Sie diese Übung (2-mal nach vorn, 2-mal zur Seite) insgesamt 6-mal aus. Anschließend beenden Sie sie, indem Sie das Qi wie am Anfang mit offenen Händen holen und zum Dantien senken (Abb. 103, 104). Strecken Sie die Arme danach waagerecht vor, drehen Sie die Handflächen nach oben, und ziehen Sie die Hände zur Hüfte. Nun bringen Sie das rechte Bein mit einem Bogenschritt zum linken und verbeugen sich.

Die Übung »Der Tiger sammelt das Qi« kräftigt das Yang. Sie ist anregend und gehört zu den Lungenübungen, weil sie das bewusste Atmen fördert und durch die Zwerchfellsenkung das Atemvolumen erhöht.

Übung 9: Die Acht Brokate

Diese berühmte Übungssequenz, die unter verschiedenen Namen und in verschiedenen Kombinationen bekannt ist, bietet sich an, wenn Sie möglichst viele Muskeln und Gelenke auf sanfte Weise trainieren und Ihr Immunsystem dauerhaft stärken möchten. Üben Sie die Acht Brokate immer als ganzen Zyklus.

Zu dieser Übung

Die Acht Brokate (chin. *Ba duan jin*) sind eine klassische Übungsreihe aus dem alten China, die in den Klöstern immer noch vermittelt wird und auch im Taiji bekannt ist. *Ba duan jin* heißt wörtlich: »Acht« *(ba)*, »sich bewegen« *(duan)*, »besticktes Seidengewebe/Brokat« *(jin)* – acht Übungen also, die aus einem wertvollen Gewebe bestehen. Die Acht Brokate sind so zusammengestellt, dass die Prinzipien von Yin und Yang erfüllt sind, und üben Atmung, Qi und Geist. Sie stammen aus dem 12. Jahrhundert v. Chr. und waren ursprünglich als Aufwärmübungen gedacht. Diesen Zweck erfüllen sie vielerorts auch heute noch, wenngleich nicht im damaligen Sinne – sie waren für Kämpfer entwickelt worden.

Die Acht Brokate sind:

1. Den Himmel stützen
2. Mit Pfeil und Bogen schießen
3. Himmel und Erde berühren
4. Den Kopf drehen
5. Auf dem Pferd sitzen und die Faust ballen
6. Das Qi spüren und die Füße berühren
7. Den Kopf pendeln lassen
8. Die Fersen heben

Eigentlich sollte jedes Brokatstück 7-mal geübt werden, bevor Sie zum nächsten übergehen. Wenn Sie nicht so viel Zeit haben, können Sie die Brokate aber auch jeweils einmal praktizieren – Hauptsache, Sie führen den ganzen Zyklus durch. Das bietet sich vor allem dann an, wenn Sie die Acht Brokate als tägliches Ritual nach dem Aufstehen oder vor dem Schlafengehen üben möchten.

Wenn Ihnen die Übungen noch nicht bekannt sind, können Sie sie einzeln üben. Dabei beginnen Sie jede Übung mit der Vorbereitung und beenden sie mit einer Verbeugung. Möchten Sie den ganzen Zyklus üben, verbeugen Sie sich einmal am Anfang, üben dann alle 8 Figuren und verbeugen sich abschließend einmal.

1. BROKATSTÜCK: DEN HIMMEL STÜTZEN

Übungsanleitung

Vorbereitung: Verbeugen Sie sich in der Baumstellung, öffnen Sie die Beine nach links in die Bärenstellung, heben und senken Sie die Arme. In dieser Position holen Sie das Qi (Abb. 110) und senken es zum Dantien (Abb. 111).

Verschränken Sie die Hände vor dem Bauch (Abb. 112), ziehen Sie sie bis auf Brusthöhe (ohne die Schultern zu heben), und atmen Sie dabei ein (Abb. 113). Jetzt drehen Sie, während Sie ausatmen, die Handflächen nach oben und heben dabei die Hände über den Kopf. Strecken Sie sich ganz durch, und blicken Sie nach oben (Abb. 114). Öffnen Sie die Hände beim Einatmen, drehen Sie die Handflächen mit dem Ausatmen nach unten, und lassen Sie die Arme sinken (Abb. 115). (Wenn

Sie die Arme sehr langsam bewegen, ist am Anfang ein Atemzug zu wenig; atmen Sie in diesem Fall nach Ihrem eigenen Rhythmus.)

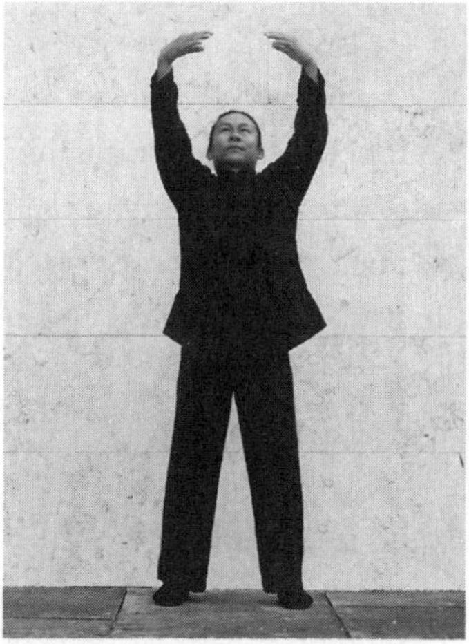
110

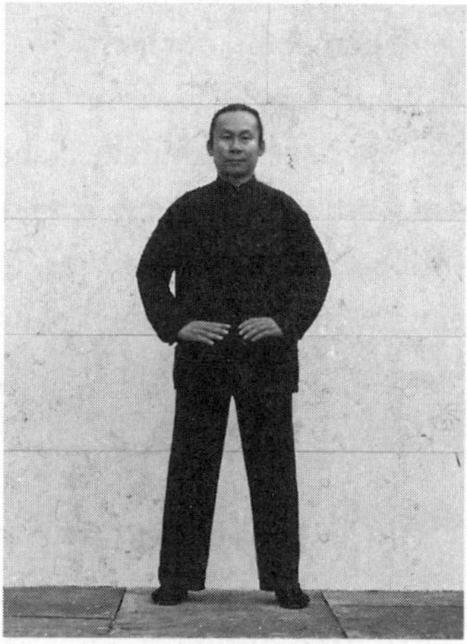
111

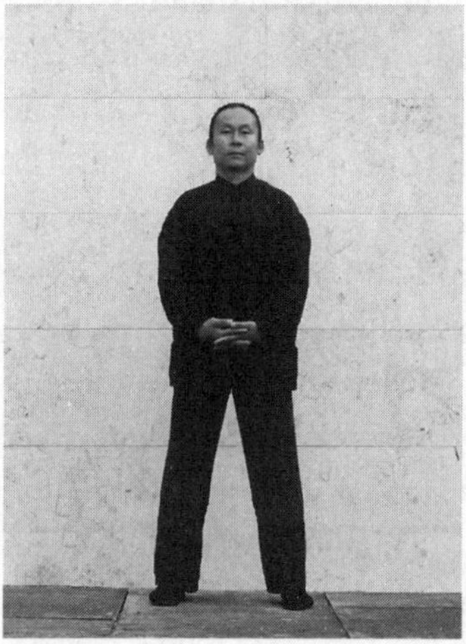
112

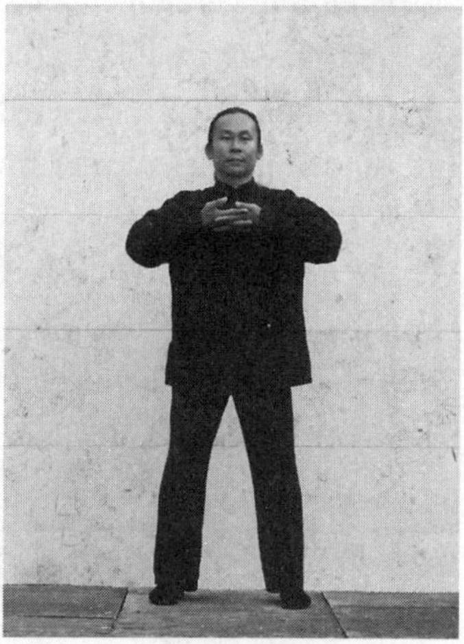
113

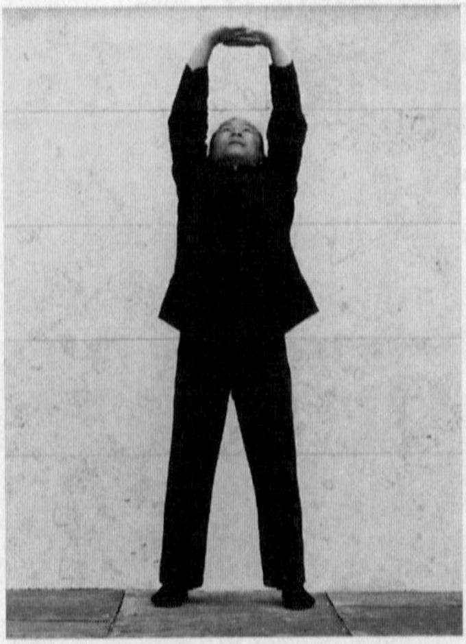

114

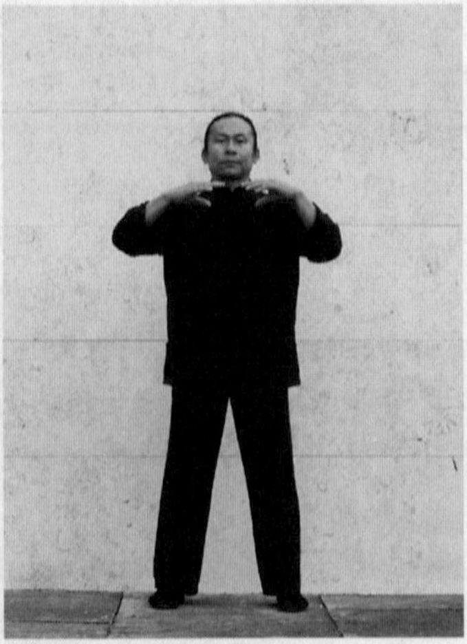

115

Führen Sie diese Übung 7-mal aus, anschließend beenden Sie sie, indem Sie das Qi holen, zum Dantien senken und sich verbeugen.

Die 1. Brokatübung, »Den Himmel stützen«, kräftigt die Vitalität. Außerdem kann sie bei Lungenbeschwerden, Rückenproblemen und steifem Nacken helfen. Sie stärkt das Qi und sorgt durch die Dehnung für eine Lockerung der Sehnen und Muskeln.

2. BROKATSTÜCK: MIT PFEIL UND BOGEN SCHIESSEN

Übungsanleitung

Vorbereitung: Verbeugen Sie sich in der Baumstellung, öffnen Sie die Beine nach links in die Bärenstellung, heben und senken Sie die Arme. Verlagern Sie jetzt das Gewicht nach links, und gehen Sie mit dem rechten Fuß in einem Bogenschritt in die doppelte Schulterbreite. In dieser Position holen Sie das Qi (Abb. 116) und senken es zum Dantien.

Heben Sie anschließend den linken Arm beim Einatmen bis auf Schulterhöhe seitlich an (Abb. 117), dann kreuzen Sie die Arme vor der Brust. Die linke Hand ist vorn und zur Faust geballt, der Zeigefinger der rechten Hand wird leicht gestreckt, die anderen Finger sind im ersten Gelenk angewinkelt (Abb. 118). Spannen Sie den rechten Arm an, und schieben Sie ihn, während Sie ausatmen, zur Seite. Gleichzeitig heben Sie den linken Ellenbogen, als würden Sie einen Bogen spannen. Die linke Hand bildet nach wie vor eine Faust, der rechte

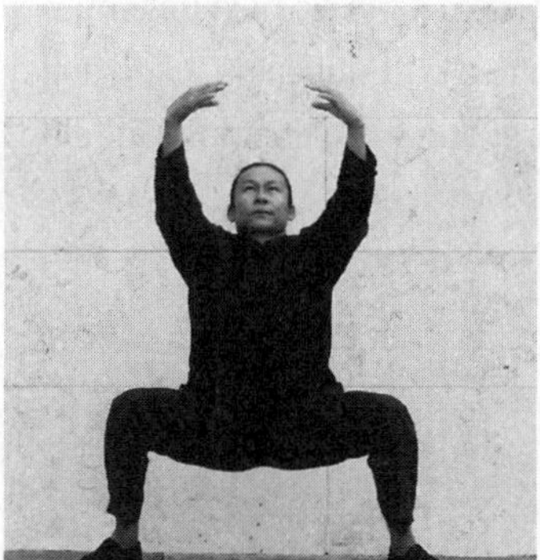

116

Zeigefinger ist nach oben gestreckt. Drehen Sie den Kopf nach rechts, »öffnen« Sie den Brustkorb weit, und halten Sie die Spannung für einen Moment (Abb. 119).

Anschließend führen Sie die Übung auf der anderen Seite durch – also: Arme kreuzen, diesmal ist die rechte Faust vorn, der linke Zeigefinger – bei im ersten Gelenk angewinkelten übrigen Fingern – leicht gestreckt. Linken Arm anspannen und zur Seite schieben, rechten Ellenbogen heben, Kopf nach

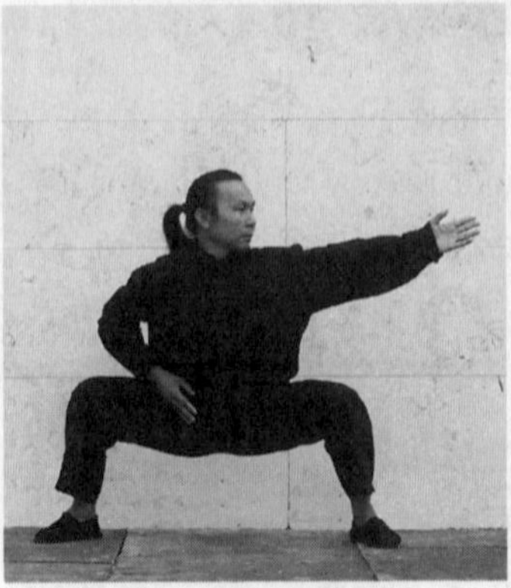

117

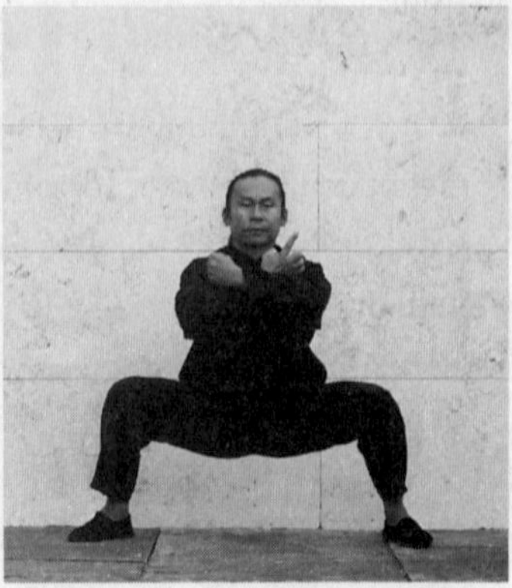

118

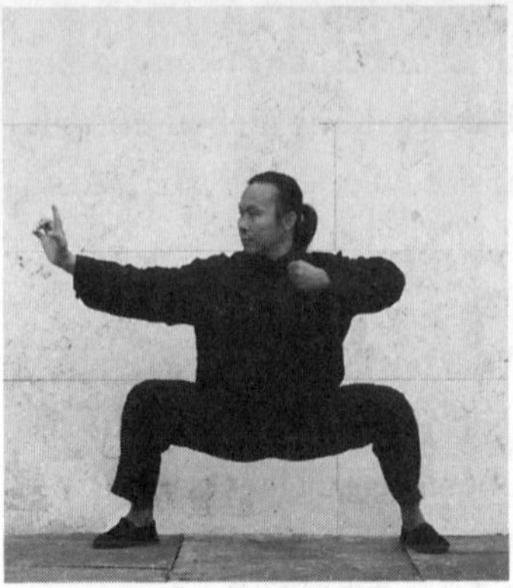

119

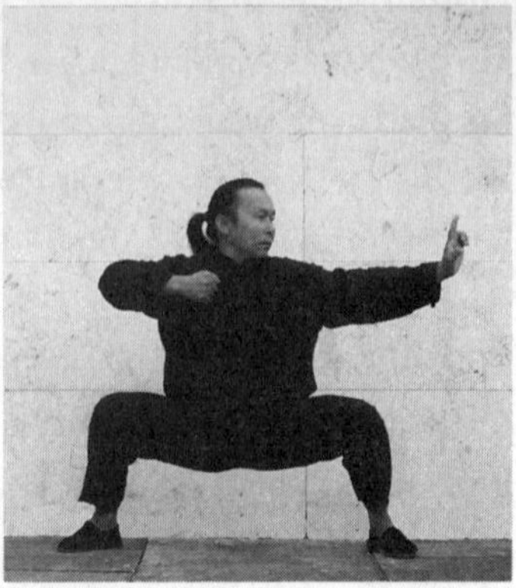

120

links drehen (Abb. 120). Brustkorb öffnen, Spannung halten, Arme wieder vor dem Körper kreuzen, Kopf zurückdrehen.

Führen Sie diese Übung (nach links, nach rechts) insgesamt 7-mal aus, anschließend beenden Sie sie, indem Sie in der doppelt schulterbreiten Stellung das Qi holen und zum unteren Dantien senken. Anschließend ziehen Sie das rechte Bein mit einem Bogenschritt zum linken in die Bärenstellung, schließen die Beine und verbeugen sich in der Baumstellung.

> Die 2. Brokatübung, »Mit Pfeil und Bogen schießen«, dehnt den Brustkorb, sorgt für eine bessere Durchblutung des Kopfes und des Halses/Nackens und entlastet das Herz und die Lunge.

3. BROKATSTÜCK: HIMMEL UND ERDE BERÜHREN

Übungsanleitung

Vorbereitung: Verbeugen Sie sich in der Baumstellung, öffnen Sie die Beine nach links in die Bärenstellung, heben und senken Sie die Arme. In dieser Position holen Sie das Qi und senken es zum Dantien (Abb. 110, 111).

Führen Sie beide Arme parallel nach oben bis auf Herzhöhe (die Handflächen zeigen nach oben) (Abb. 121). Nun wird die linke Hand über den Kopf gehoben (Handfläche nach oben), um den Himmel zu berühren, während die rechte nach unten neben die Hüfte sinkt (Handfläche nach unten), um die Erde zu berühren (Abb. 122). Die Arme werden gestreckt und dann wieder bis auf Herzhöhe zurückgeführt, wobei die Handflächen zueinander zeigen. Lassen Sie die Arme sinken (Handflächen zeigen zum Boden), drehen Sie die Hände an der Hüfte, so dass die Handflächen nach oben zeigen, und beginnen Sie die Übung von vorn, indem Sie dieses Mal die rechte Hand heben (Abb. 123).

Führen Sie diese Übung insgesamt 7-mal aus, anschließend beenden Sie sie, indem Sie das Qi holen, zum Dantien senken und sich verbeugen.

> Die 3. Brokatübung, »Himmel und Erde berühren«, kräftigt die Verdauungsorgane, unterstützt die Koordinierung von Leber und Galle und ist gut für die Darmperistaltik.

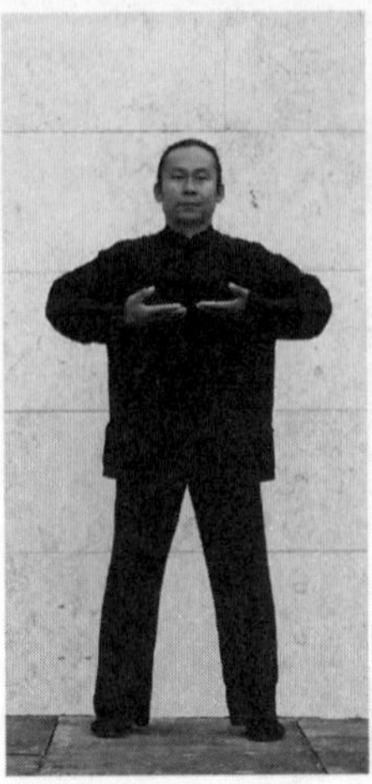

121

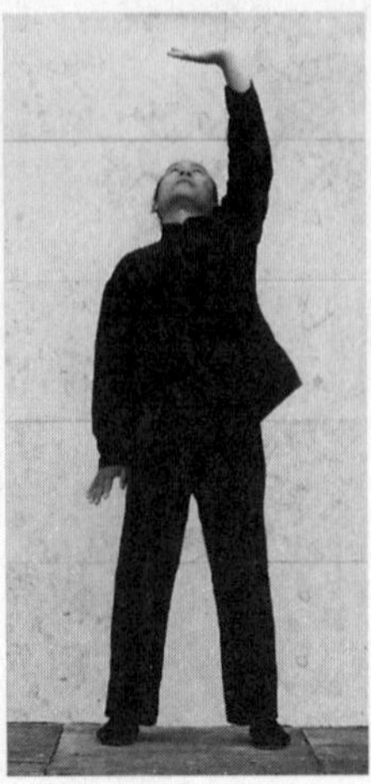

122

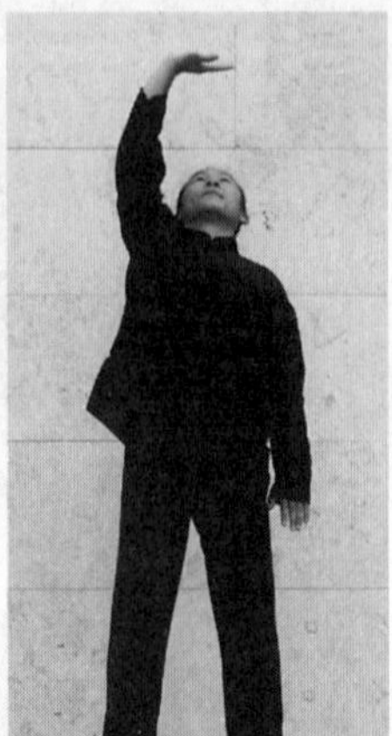

123

4. BROKATSTÜCK: DEN KOPF DREHEN

Hinweis: *Wenn Sie Probleme mit der Halswirbelsäule haben, bewegen Sie den Kopf vorsichtig und nicht sehr weit. Überhaupt sollte man den Kopf nicht bis zur Schmerzgrenze drehen!*

Übungsanleitung

Vorbereitung: Verbeugen Sie sich in der Baumstellung, öffnen Sie die Beine nach links in die Bärenstellung, heben und senken Sie die Arme. In dieser Position holen Sie das Qi und senken es zum Dantien (Abb. 110, 111).

Strecken Sie die Arme fast durch, und öffnen Sie die Finger. Die Handflächen zeigen zueinander (Abb. 124). Jetzt drehen Sie den Kopf langsam nach links (Abb. 125) und rechts, ohne den Oberkörper mitzubewegen.

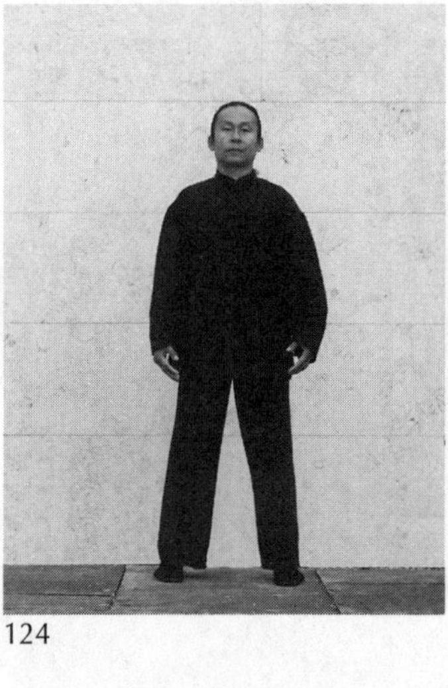

124

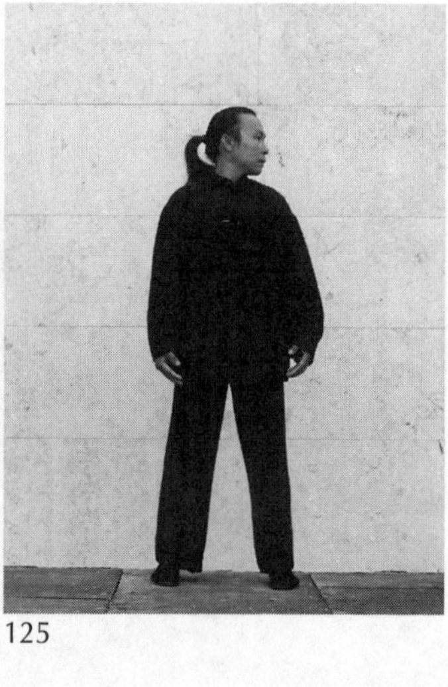

125

Führen Sie diese Übung insgesamt 7-mal aus, anschließend beenden Sie sie, indem Sie das Qi holen, zum Dantien senken und sich verbeugen.

> Die 4. Brokatübung, »Den Kopf drehen«, lockert die Halswirbelsäule und die Nackenmuskulatur.

5. BROKATSTÜCK: AUF DEM PFERD SITZEN UND DIE FAUST BALLEN

Übungsanleitung

Vorbereitung: Verbeugen Sie sich in der Baumstellung, öffnen Sie die Beine nach links in die Bärenstellung, heben und senken Sie die Arme. Verlagern Sie jetzt das Gewicht nach links, und gehen Sie mit dem rechten Fuß in einem Bogenschritt in

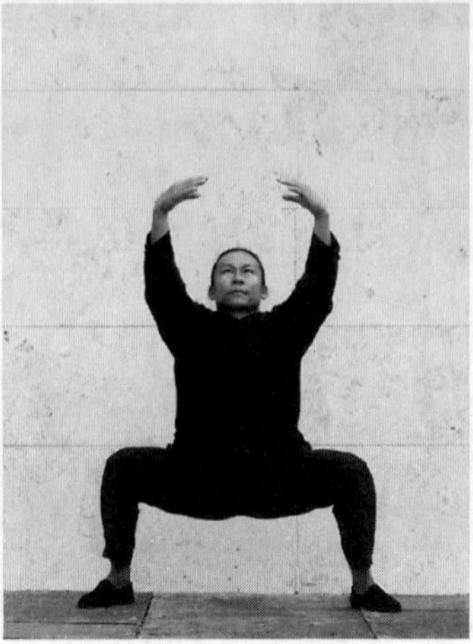

126

die doppelte Schulterbreite. In dieser Position, die Sie schon vom 2. Brokatstück, »Mit Pfeil und Bogen schießen«, kennen, holen Sie das Qi (Abb. 126) und senken es zum Dantien (S. 92).

Teil 1. Anschließend ziehen Sie die Fäuste – Sie stehen in doppelter Schulterbreite – an die Hüften; die Handrücken

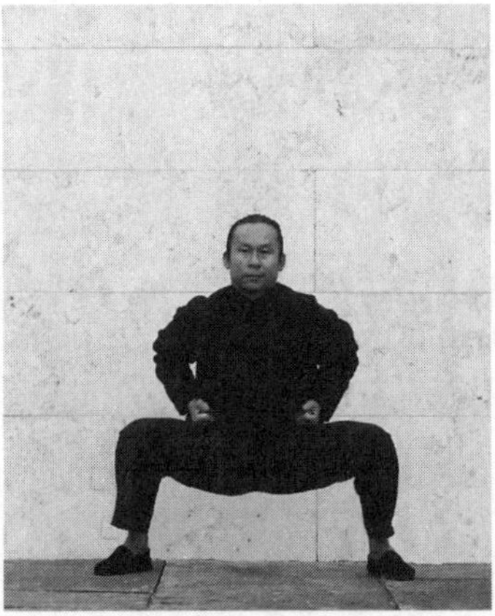
127

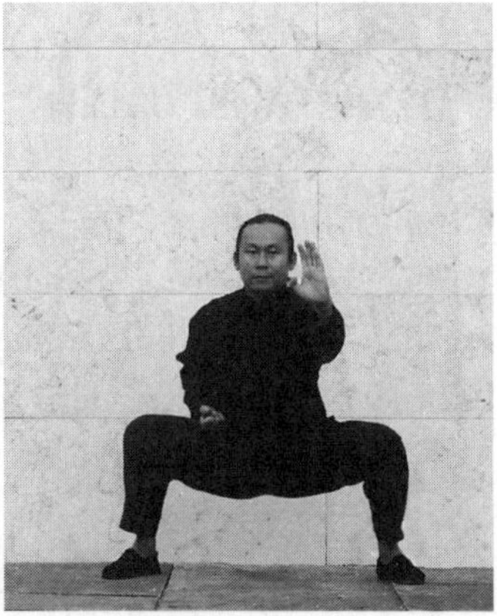
128

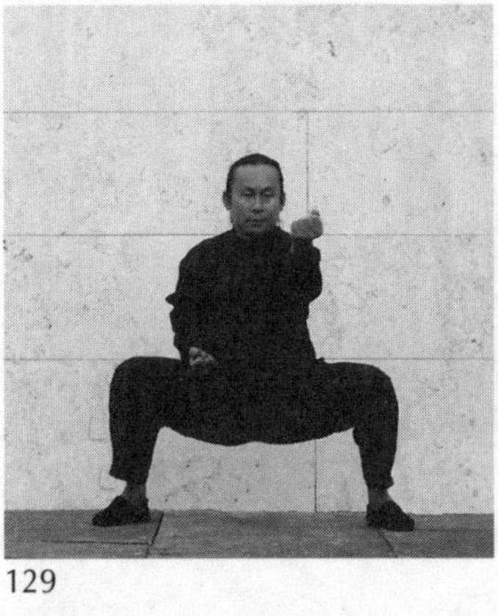
129

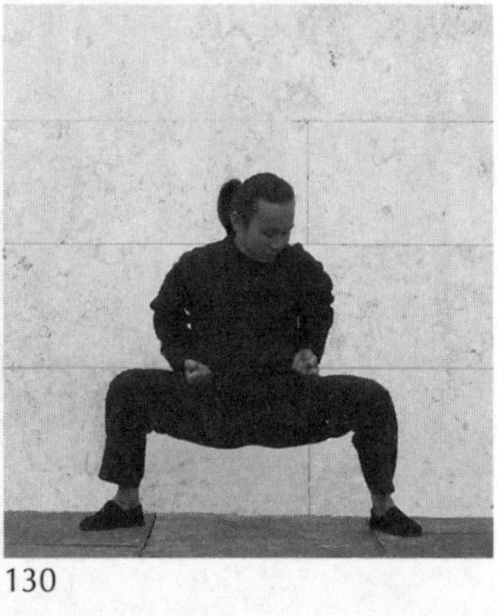
130

zeigen nach unten (Abb. 127). Strecken Sie nun beim Einatmen den linken Arm vor, und öffnen Sie dabei die Hand (Abb. 128). Wenn der Arm fast gestreckt ist, spreizen Sie die Finger bei einer Drehung im Handgelenk nach links und bilden eine Faust, so dass die Fingerknöchel nach unten zeigen (Abb. 129). Ziehen Sie die geballte Faust beim Ausatmen an die Hüfte zurück. Spannen Sie bei dieser letzten Bewegung die seitlichen Rippenmuskeln an, und stellen Sie sich vor, dass Sie einen schweren Gegenstand zu sich herziehen wollen (Abb. 130).

Wechseln Sie jetzt die Seite – also: rechten Arm strecken, Hand öffnen, Finger spreizen, drehen, Faust mit Knöcheln nach unten bilden, zurückziehen.

Teil 2. Nun strecken Sie den Arm zur linken Seite und öffnen die Hand (Abb. 131). Wenn der Arm fast gestreckt ist, spreizen Sie die Finger bei einer Drehung im Handgelenk nach links und bilden eine Faust, so dass die Fingerknöchel nach unten zeigen (Abb. 132). Ziehen Sie die geballte Faust beim Ausatmen an die Hüfte zurück. Spannen Sie bei dieser letzten Bewegung die seitlichen Rippenmuskeln an, und stellen Sie sich vor, dass Sie einen schweren Gegenstand zu sich herziehen wollen (Abb. 133).

Wechseln Sie jetzt die Seite – also: rechten Arm nach rechts strecken, Hand öffnen, Finger spreizen, drehen, Faust mit Knöcheln nach unten bilden, zurückziehen.

> Die 5. Brokatübung, »Auf dem Pferd sitzen und die Faust ballen«, steigert die Vitalität, reguliert die Atmung, ist gut für den Muskelaufbau und stärkt die Psyche.

Führen Sie diese Übung (linker Arm vor, rechter Arm vor, linker Arm nach links, rechter Arm nach rechts) insgesamt 7-mal aus, anschließend beenden Sie sie, indem Sie in der doppelt schulterbreiten Stellung das Qi holen und zum Dantien senken. Dann ziehen Sie das rechte Bein mit einem Bogenschritt zum linken in die Bärenstellung, schließen die Beine und verbeugen sich in der Baumstellung.

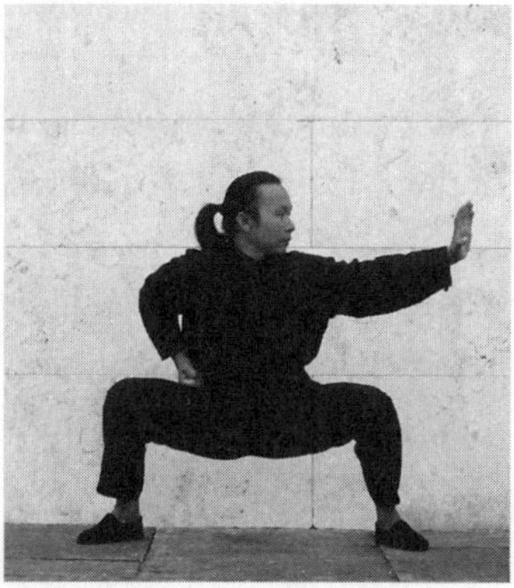
131

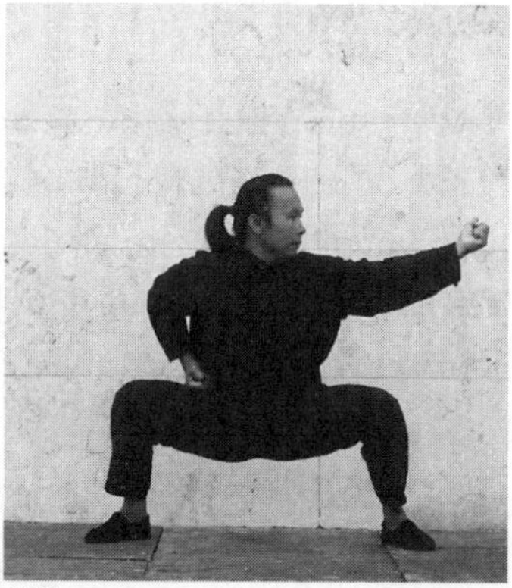
132

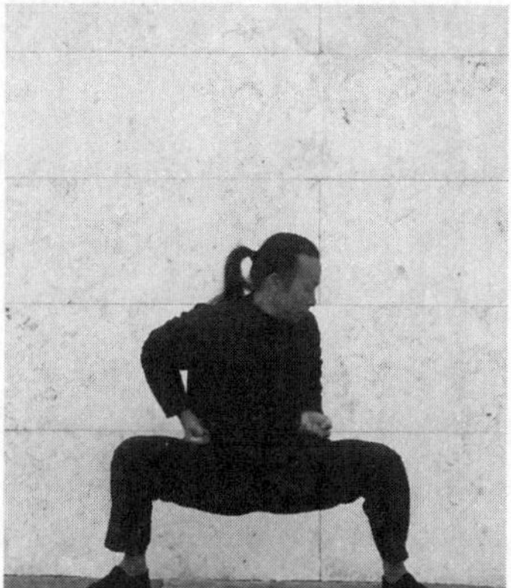
133

6. BROKATSTÜCK: DAS QI SPÜREN UND DIE FÜSSE BERÜHREN

Hinweis: *Bitte beugen Sie sich bei Herzproblemen und Bluthochdruck nicht zu weit nach vorn, und lehnen Sie sich bei Rückenproblemen (besonders im Wirbelbereich) nicht zu weit nach hinten!*

Übungsanleitung

Vorbereitung: Verbeugen Sie sich in der Baumstellung, öffnen Sie die Beine nach links in die Bärenstellung, heben und senken Sie die Arme. In dieser Position holen Sie das Qi und senken es zum Dantien (Abb. 110, 111).

Verschränken Sie die Hände auf Höhe des hinteren Dantiens – also dem Gegenpol zum unteren Dantien, das drei Fingerbreit unter dem Nabel liegt – auf dem Rücken (Abb. 134). Beugen Sie sich nach hinten, und drücken Sie dabei mit den Händen sanft massierend auf den unteren Lendenbereich

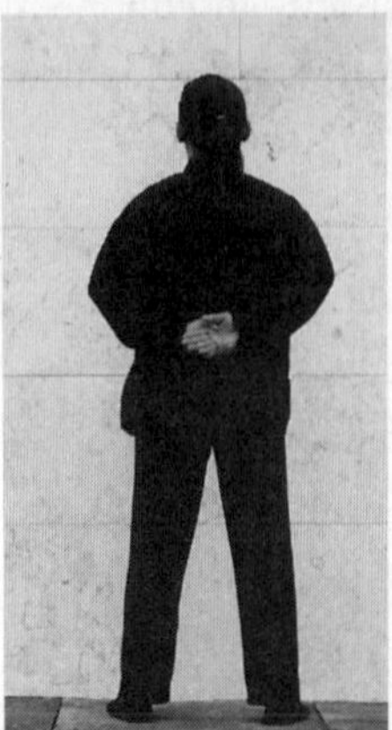

134

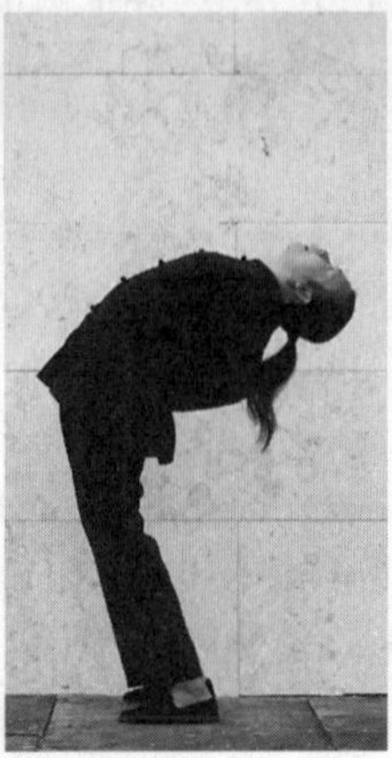

135

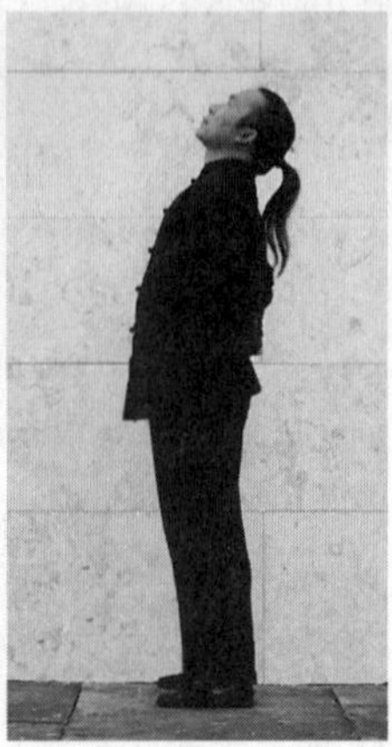

136

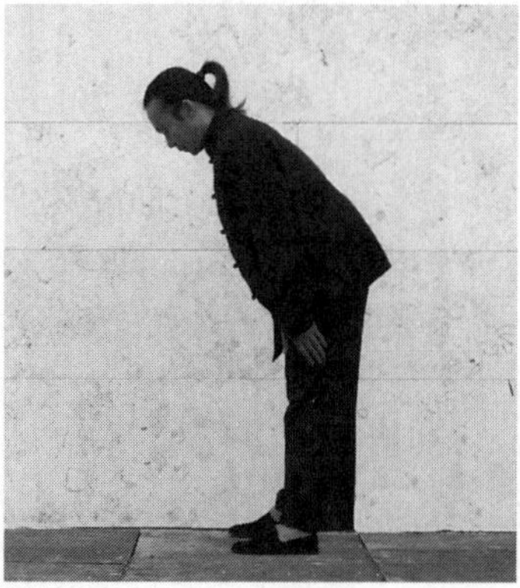
137

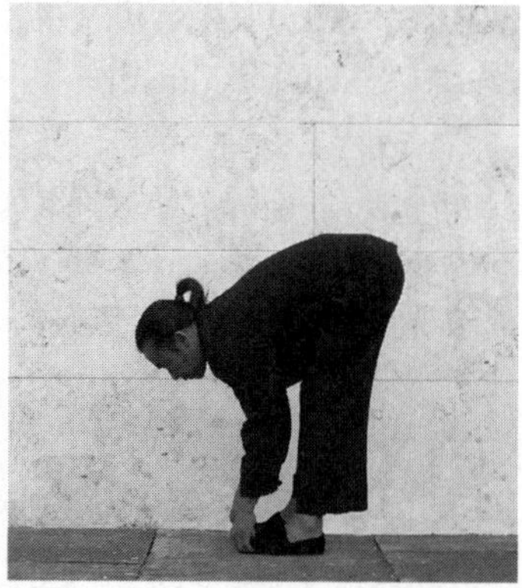
138

(Abb. 135). Richten Sie sich auf (Abb. 136), und bücken Sie sich nach vorn. Die Handflächen streifen dabei leicht vom Oberschenkel abwärts (Abb. 137) über die Beine bis zu den Füßen, die Sie an den Zehen umfassen (Abb. 138). Spannen Sie die Muskeln kurz an. Dann richten Sie sich langsam auf und verschränken die Hände dabei wieder auf dem Rücken.

Führen Sie diese Übung insgesamt 7-mal aus, anschließend beenden Sie sie, indem Sie das Qi holen, zum Dantien senken und sich verbeugen.

Die 6. Brokatübung, »Das Qi spüren und die Füße berühren«, regt die Energiezentren an, die Massage stärkt die Nierenfunktion. Durch das Vorbeugen wird die Beweglichkeit verbessert, beugt man sich nach hinten, werden die Blutzufuhr ins Gehirn und das Zusammenspiel der inneren Organe verbessert, außerdem der Stoffwechsel positiv beeinflusst.

7. BROKATSTÜCK: DEN KOPF PENDELN LASSEN

Übungsanleitung

Vorbereitung: Verbeugen Sie sich in der Baumstellung, öffnen Sie die Beine nach links in die Bärenstellung, heben und senken Sie die Arme. Verlagern Sie jetzt das Gewicht nach links, und gehen Sie mit dem rechten Fuß in einem Bogenschritt in die doppelte Schulterbreite. In dieser Position holen Sie das Qi und senken es zum Dantien (Abb. 139).

Stützen Sie in dieser tiefen Stellung die Hände auf die Oberschenkel; die Daumen zeigen dabei nach vorn (Abb. 140). Bewegen Sie den Oberkörper leicht nach rechts, als wollten Sie »ausholen« (Abb. 141), dann in einem weiten Bogen nach vorn (Abb. 142) und schließlich nach links. Strecken Sie den Körper, bis Kopf, Rumpf und rechtes Bein eine Linie bilden. Die Hände sind weiterhin auf den Oberschenkeln (Abb. 143). Kehren Sie nun mit waagerechtem Oberkörper zur Mitte zurück, und richten Sie ihn auf (s. Abb. 142 und 140). Bewegen Sie den Oberkörper leicht nach links, als wollten Sie »ausho-

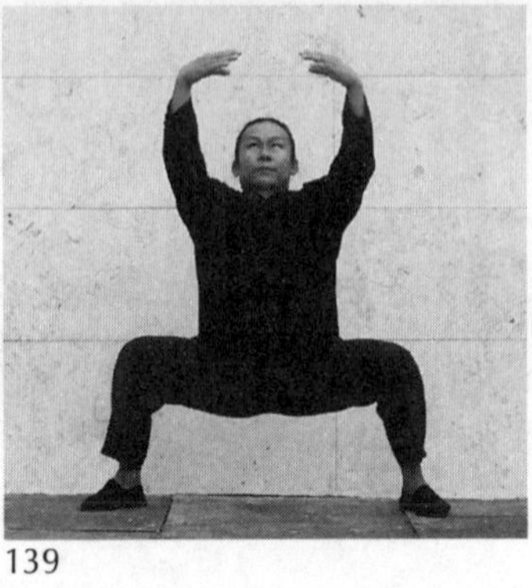

139

len« (Abb. 144), dann in einem weiten Bogen nach vorn und schließlich nach rechts. Strecken Sie den Körper, bis Kopf, Rumpf und linkes Bein eine Linie bilden. Die Hände sind weiterhin auf den Oberschenkeln (Abb. 145). Kehren Sie dann mit waagerechtem Oberkörper zur Mitte zurück (s. Abb. 142), und richten Sie ihn auf (s. Abb. 140).

Führen Sie diese Übung (rechts/links gestreckt, links/rechts gestreckt) insgesamt 7-mal aus, anschließend beenden Sie sie,

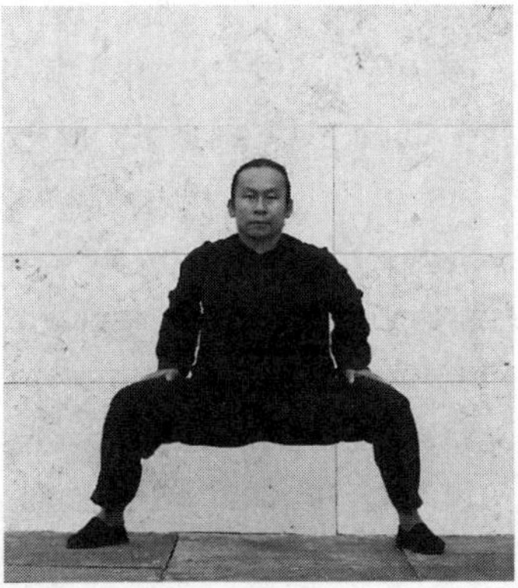

140

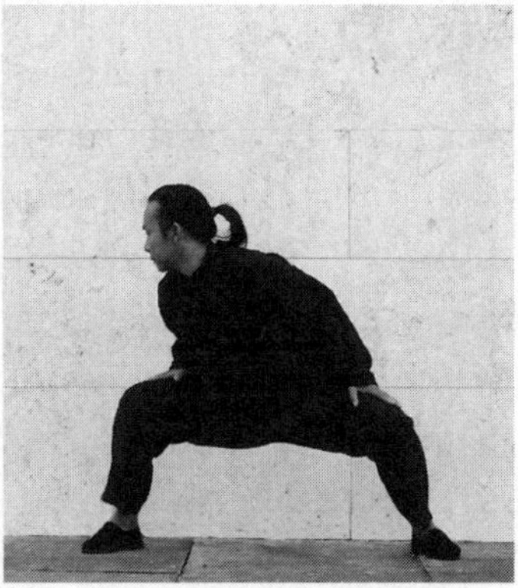

141

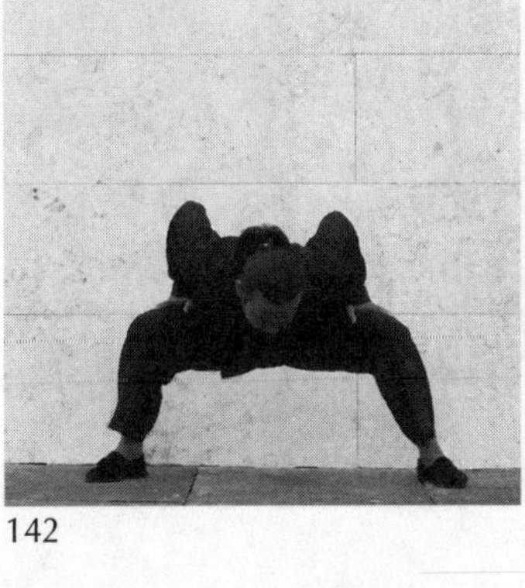

142

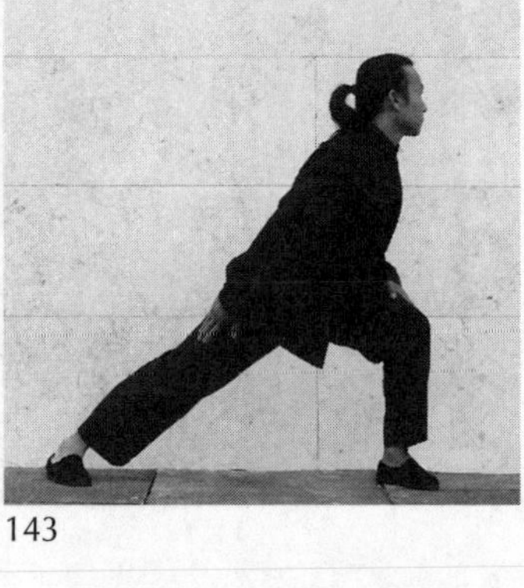

143

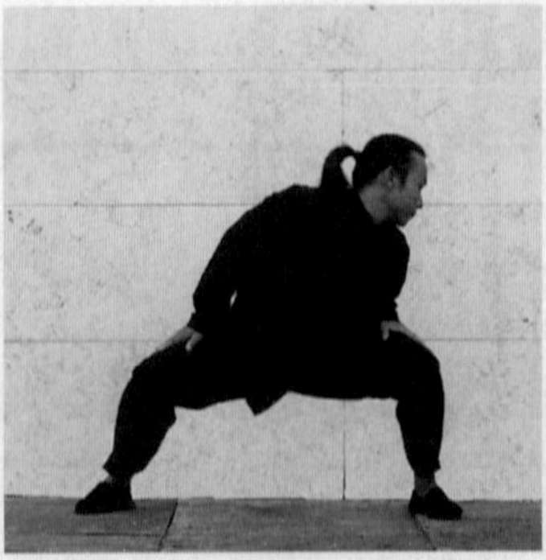

144

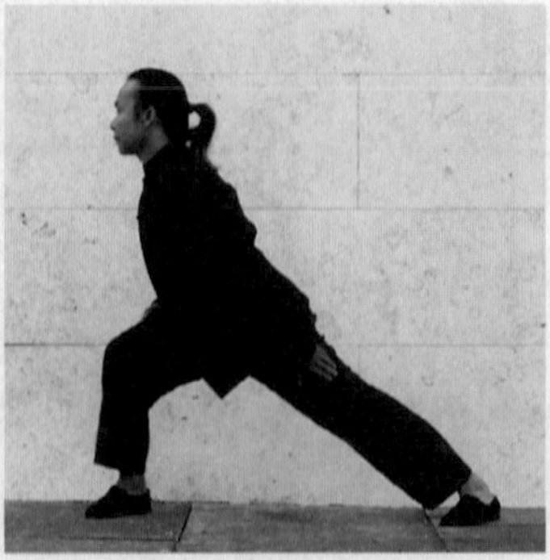

145

indem Sie in der doppelt schulterbreiten Stellung das Qi holen und zum unteren Dantien senken. Dann ziehen Sie das rechte Bein mit einem Bogenschritt zum linken in die Bärenstellung, schließen die Beine und verbeugen sich in der Baumstellung.

> Die 7. Brokatübung, »Den Kopf pendeln lassen«, wirkt auf den ganzen Körper positiv. Konkret ist sie gut für die Hüfte und die Dehnung der Beinmuskulatur, außerdem baut sie Spannungen ab und stärkt den inneren Energiekreislauf.

8. BROKATSTÜCK: DIE FERSEN HEBEN

Übungsanleitung

Vorbereitung: Verbeugen Sie sich in der Baumstellung, öffnen Sie die Beine nach links in die Bärenstellung, heben und senken Sie die Arme. In dieser Position holen Sie das Qi und senken es zum Dantien (Abb. 110, 111).

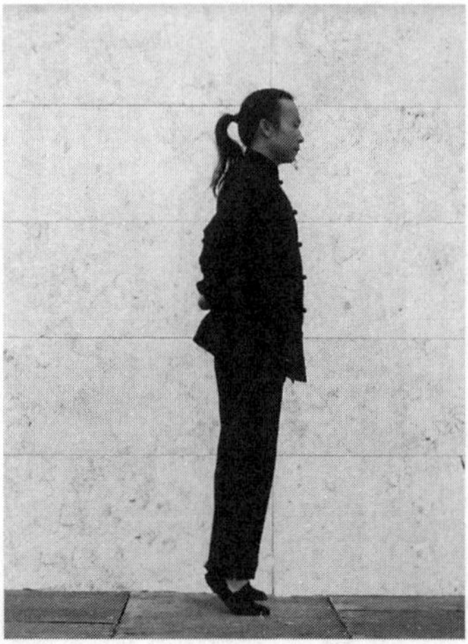
146

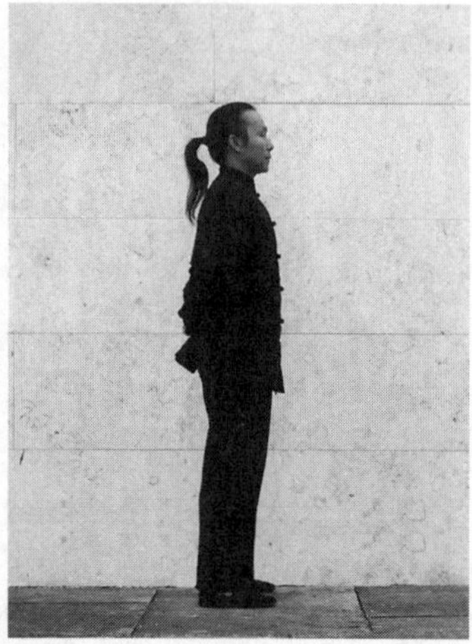
147

Verschränken Sie die Hände mit dem Einatmen auf dem Rücken, und gehen Sie auf die Zehenspitzen (Knie nicht durchstrecken) (Abb. 146). Strecken Sie den Körper, und lassen Sie ihn beim Ausatmen leicht »fallen« (Abb. 147). Er bleibt trotz Streckung die ganze Zeit entspannt.

Führen Sie diese Übung insgesamt 7-mal aus, anschließend beenden Sie sie, indem Sie das Qi holen, zum Dantien senken und sich verbeugen.

Die 8. Brokatübung, »Die Fersen heben«, kräftigt die gesamte Wirbelsäule, öffnet die Meridiane und lockert das Knochenskelett.

Übung 10: Die goldene Schildkröte

Auch diese kraftvolle Übung gehört zum harten Qi Gong. Sie bietet sich an, wenn Sie sich voller Kraft fühlen und Ihre Energie einsetzen wollen.

Hinweis: *Bitte machen Sie diese Übung nicht, wenn Sie Herz- und Blutdruckprobleme haben!*

Übungsanleitung

Vorbereitung: Verbeugen Sie sich, und gehen Sie mit einem Bogenschritt nach rechts sofort in die Pferdstellung (Abb. 148). Strecken Sie die Arme nach vorn, ballen Sie die Fäuste (Abb. 149), und senken Sie sie nach unten (Abb. 150). Nun drehen Sie die Unterarme samt Fäusten nach innen, so dass die Unterarme leicht angewinkelt sind und die Handrücken nach vorn zeigen (Abb. 151). Anschließend ziehen Sie die Fäuste zu den Hüften (Handrücken unten). Jetzt holen Sie das Qi und senken es zum unteren Dantien (Abb. 103, 104).

Beugen Sie den Oberkörper beim Einatmen mit geradem Rücken nach vorn, strecken Sie die Arme aus (Hände wieder

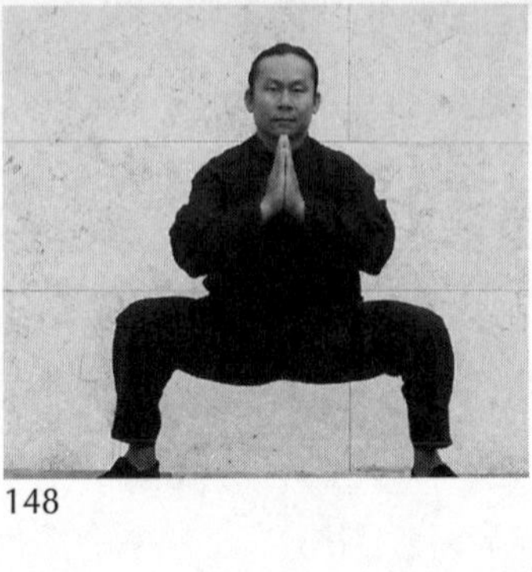
148

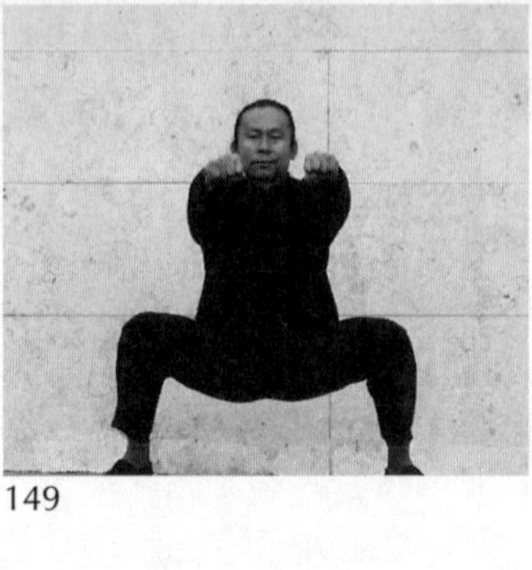
149

geöffnet) (Abb. 152 und 153), und vollführen Sie eine Art Schwimmbewegung, bei der Sie die Faust ballen (Abb. 154 und 155). Ziehen Sie die Arme beim Ausatmen unter der Brust zusammen, und spannen Sie sie kurz an. Dabei machen Sie den Rücken etwas rund (Abb. 156 und 157). Entspannen Sie sich, und beginnen Sie von vorn, indem Sie die Arme ausstrecken.

Führen Sie diese Übung insgesamt 6-mal aus, anschließend beenden Sie sie, indem Sie sich in der Pferdstellung aufrichten, das Qi holen und zum unteren Dantien senken. Strecken Sie die Arme dann wie bei der Vorbereitung nach vorn, ballen

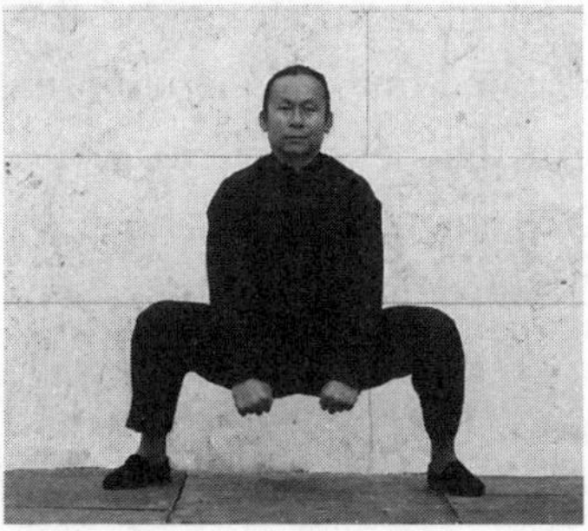

150

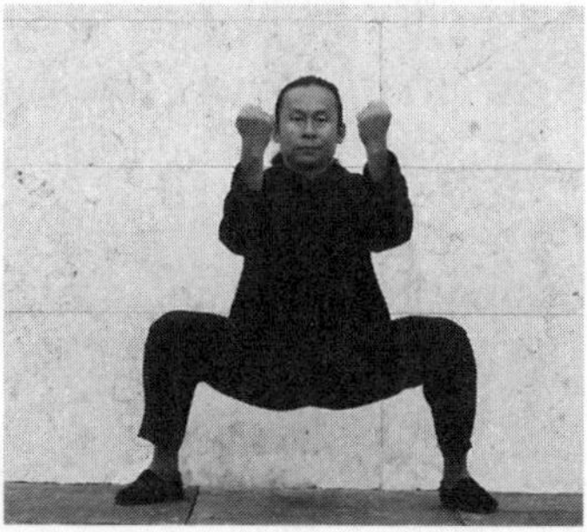

151

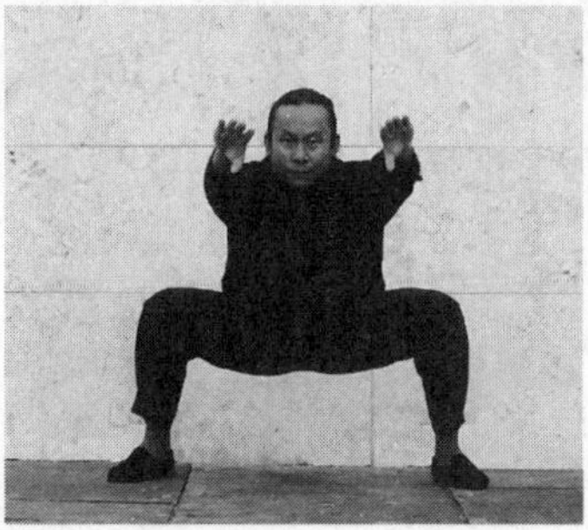

152

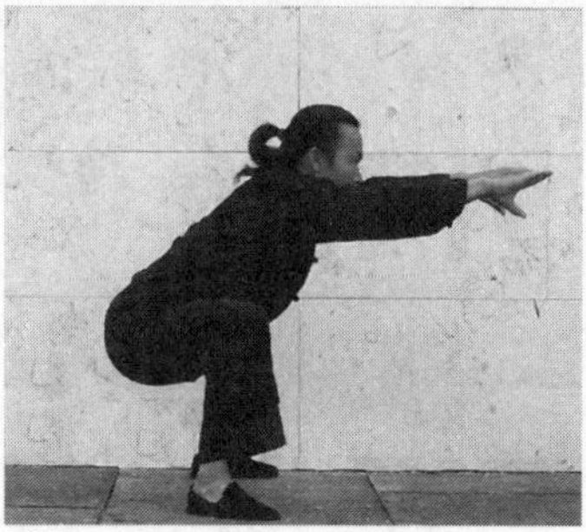

153

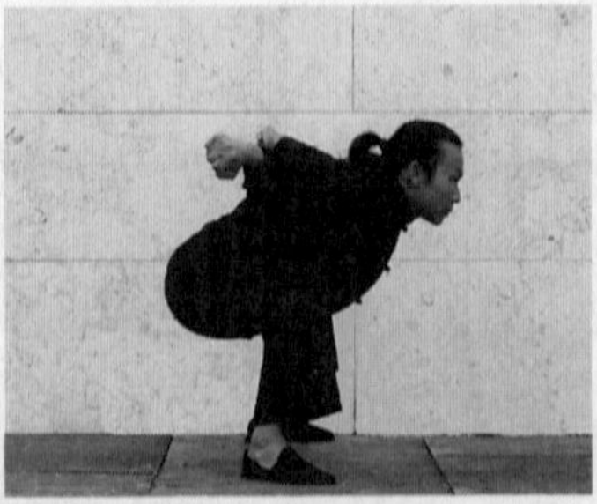

154

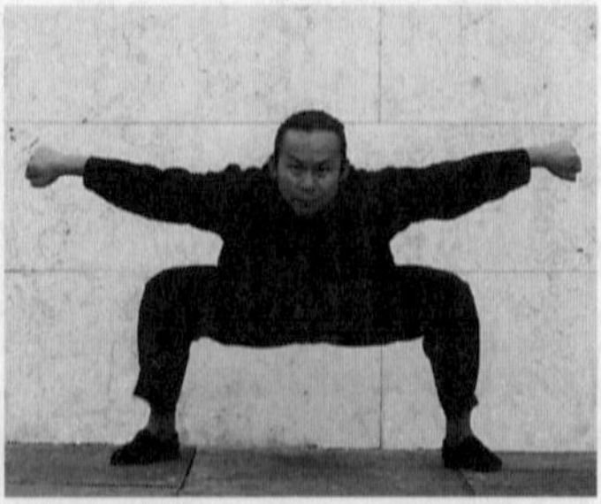

155

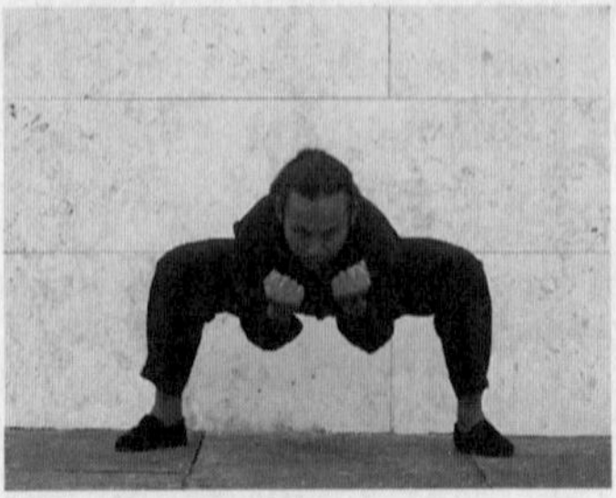

156

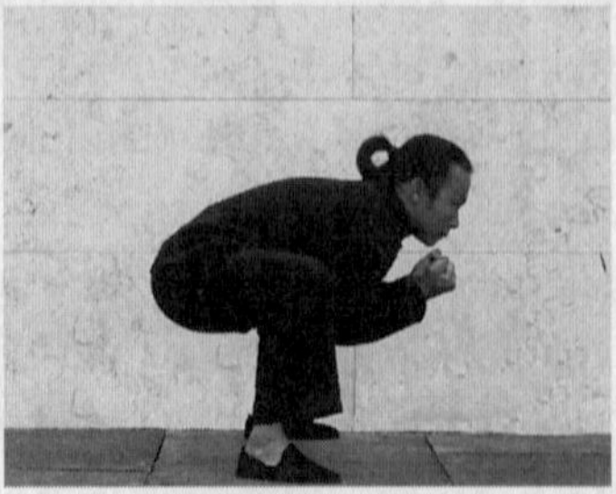

157

Sie die Fäuste (s. Abb. 149), und senken Sie sie nach unten (s. Abb. 150). Nun drehen Sie die Unterarme samt Fäusten nach innen, so dass die Unterarme leicht angewinkelt sind und die Handrücken nach vorn zeigen (s. Abb. 151). Anschließend ziehen Sie die Fäuste zu den Hüften (Handrücken unten). Schließen Sie die Beine mit einem Bogenschritt des rechten Beines nach links in die Baumstellung, und verbeugen Sie sich.

Die Übung »Die goldene Schildkröte« ist eine »Kraftübung« und stärkt den Widerstand gegen äußere Kräfte. Sie löst Spannungen, kräftigt die Rückenmuskulatur und kann die Psyche stabilisieren.

Übung 11: Der Buddha mit Pfeil und Bogen

Diese konzentrierte Übung hat Ähnlichkeit mit der 2. Brokatübung und bietet sich an, wenn man sein Ziel ins Auge fassen will – man fokussiert auf das Wesentliche und bleibt aufmerksam.

Übungsanleitung

Vorbereitung: Verbeugen und Qi wecken (S. 41 ff).

Gehen Sie mit einem Bogenschritt nach rechts in die Pferdstellung. Heben Sie die rechte Hand bis auf Schulterhöhe, drehen Sie dann die Handfläche nach oben (Abb. 158), und heben Sie die Hand ganz nach oben (Abb. 159). Dann greifen Sie nach hinten, um einen imaginären Pfeil aus dem imaginären Köcher ziehen (Abb. 160). Halten Sie dabei die Spannung. Ziehen Sie den Pfeil in einem weiten Bogen nach unten, und drehen Sie dabei auf Schulterhöhe die Faust nach unten (Abb. 161 und 162). Unterhalb des Ener-

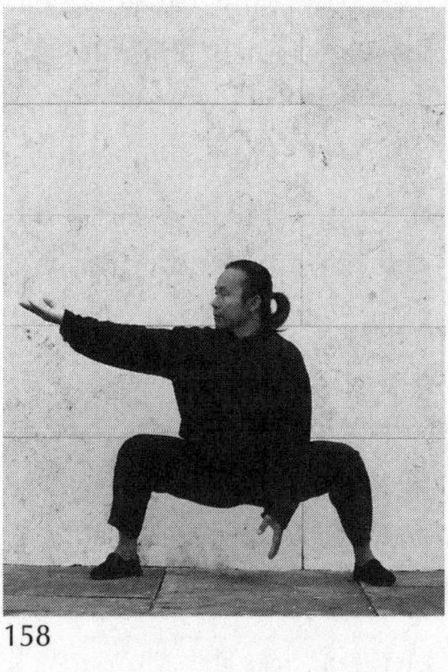
158

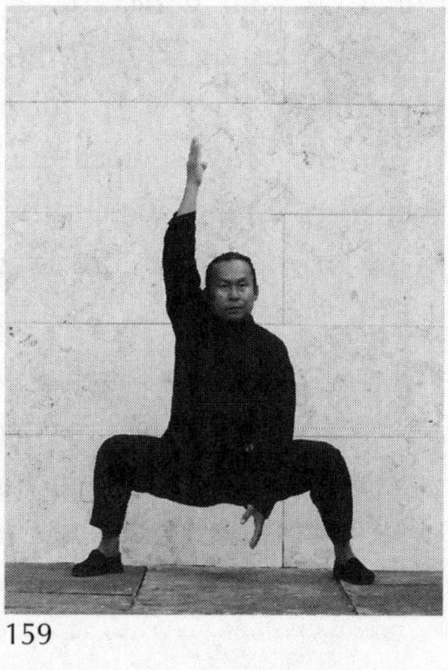
159

giezentrums ballen Sie beide Hände zu Fäusten (Abb. 163). Nehmen Sie beide Fäuste zur Brust hoch. Dabei atmen Sie ein und spannen den Körper an. Sehen Sie jetzt nach links (Abb. 164), und ziehen Sie die Hände vor der Brust ausein-

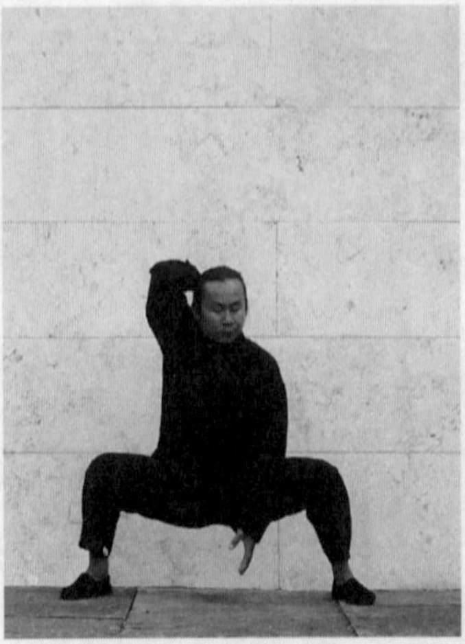
160

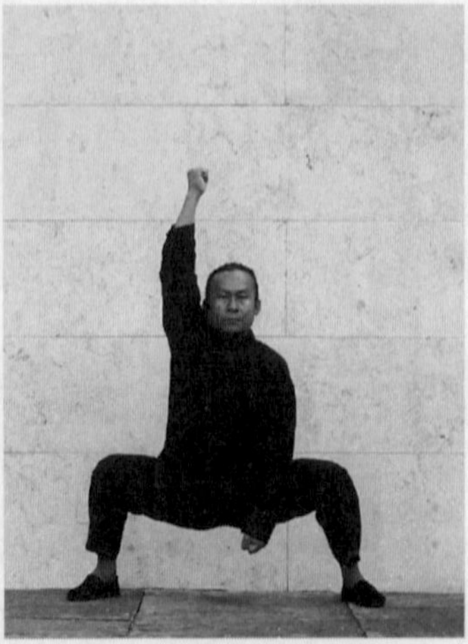
161

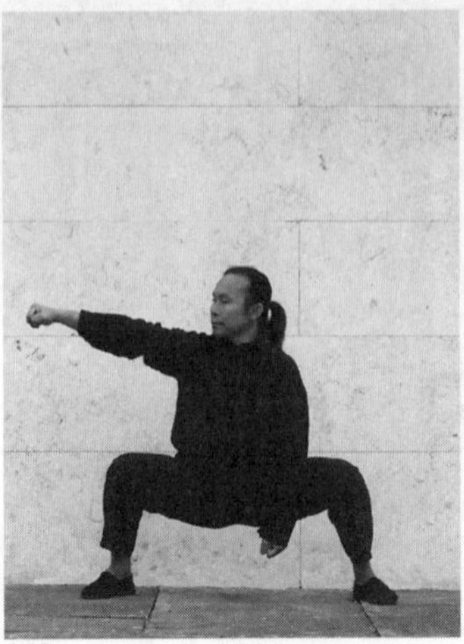
162

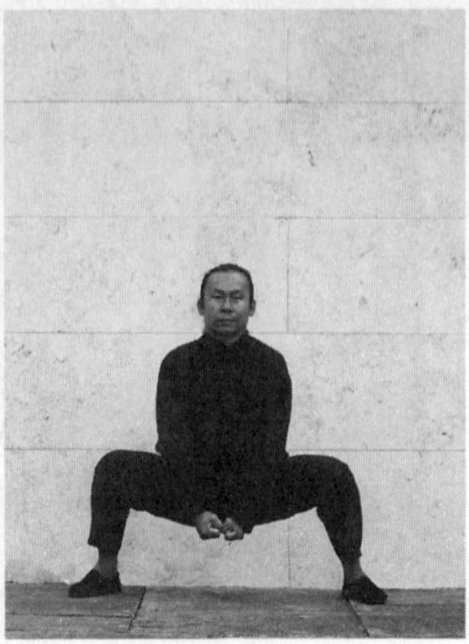
163

ander, als würden Sie einen Bogen spannen (Abb. 165). Lassen Sie den »Pfeil« los, indem Sie die rechte Hand vor der Brust öffnen, entspannen Sie gleichzeitig, und atmen Sie dabei aus. Beide Arme sinken nun nach unten, die rechte Hand

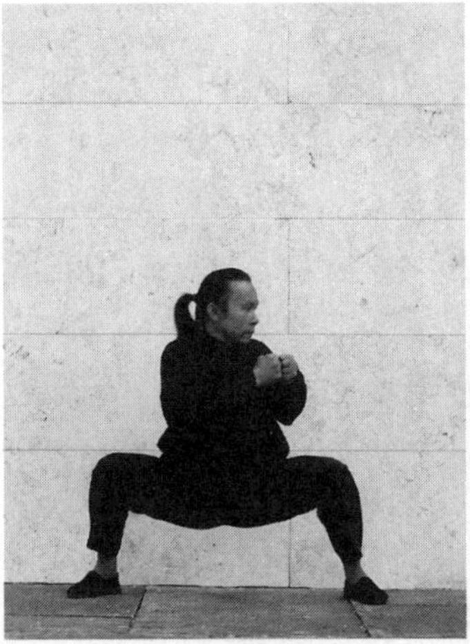

164

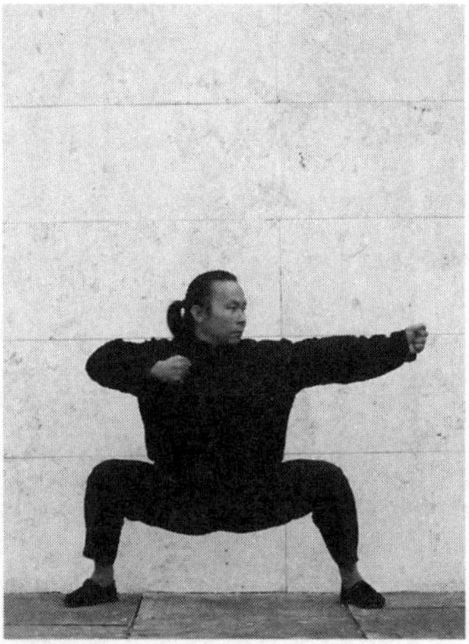

165

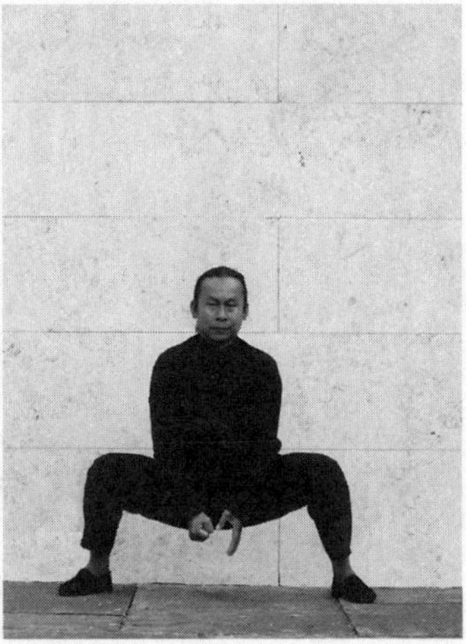

166

übernimmt den »Bogen«, das heißt, sie wird zur Faust geballt (Abb. 166).

Nun wechseln Sie die Seite – also: mit der linken Hand einen neuen Pfeil holen, Pfeil nach unten bringen, Fäuste ballen und zur Brust ziehen, nach rechts sehen, Bogen spannen, Pfeil loslassen, Arme senken und Bogen wieder in die linke Hand nehmen.

Stellen Sie sich bei dieser Übung vor, dass Sie auf einem Pferd sitzen und mit Pfeil und Bogen schießen.

Führen Sie diese Übung (nach links, nach rechts schießen) insgesamt 6-mal aus, anschließend beenden Sie sie, indem Sie mit einem Bogenschritt nach links die Beine schließen, das Qi beruhigen (S. 45 f) und sich verbeugen.

Die Übung »Der Buddha mit Pfeil und Bogen« kann bei Schulterproblemen helfen und Verspannungen lösen, die beispielsweise durch zu langes Sitzen aufgetreten sind. Außerdem wird die Brust gedehnt, und man kann Verspannungen im Bereich Brust/Brustwirbelsäule (Schulterblätter) entgegenwirken.

Übung 12: Kopfmassage

Eine wohltuende Übung, die sich anbietet, wenn man sich entspannen und »erfrischen« möchte.

Übungsanleitung

Vorbereitung: Verbeugen und Qi wecken (S. 41ff).

Reiben Sie Ihre Hände aneinander, bis sie warm sind, und massieren Sie dann die Kopfhaut mit den Fingerspitzen (Abb. 167). Fahren Sie sich anschließend 3-mal mit leichten Berührungen über das Gesicht (Abb. 168), zuerst über die Stirnpartie, dann über die Wangen zu den Ohren (Abb. 169) und zum Schluss vom Kinn zum Nacken. Kneten Sie anschließend Ihre

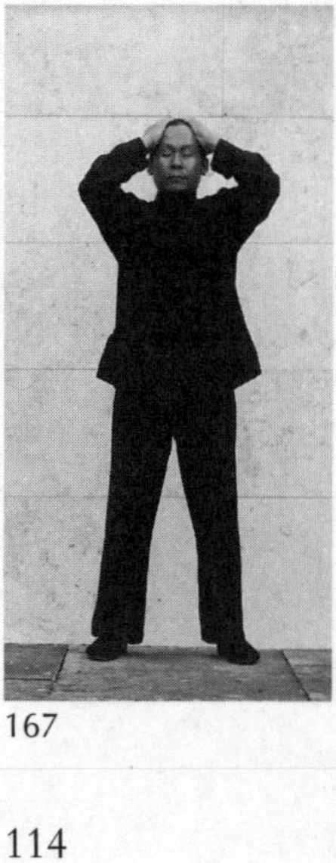

167

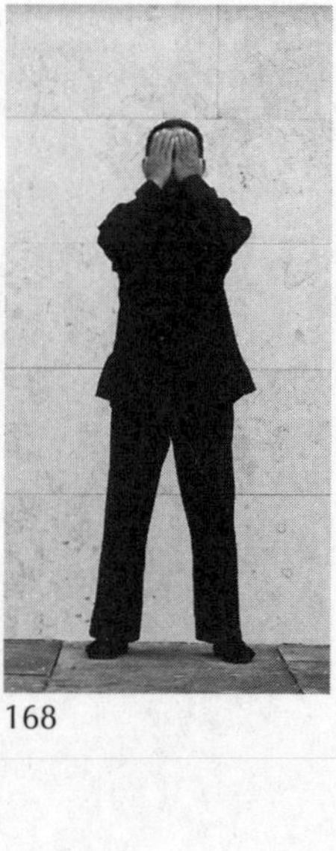

168

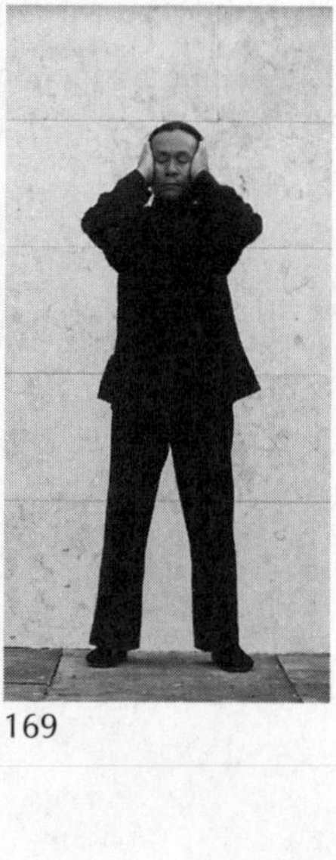

169

Ohrmuscheln (oben beginnen und den Rand entlangfahren) (Abb. 170), dann den Nacken erst mit der linken, im Folgenden mit der rechten Hand (Abb. 171). Reiben Sie die Hände wieder aneinander, bis sie warm werden, legen Sie die Fingerspitzen auf die geschlossenen Augenlider, und streichen Sie mit sanften Bewegungen und ohne Druck mit den Fingern mehrmals von innen nach außen. Anschließend massieren Sie die Schläfen mit sanften, kreisenden Bewegungen der Fingerspitzen (Abb. 172).

Massieren Sie nun mit kreisenden Bewegungen jeweils etwa 10 Sekunden lang die wichtigen Akupunkturpunkte im Gesicht: zum einen das Dritte Auge (erhöht zwischen den Augenbrauen) mit einem Daumen (Abb. 173), zum anderen (nicht zu fest drücken!) die Stellen neben den Nasenflügeln mit den Zeigefingern (Abb. 174). Abschließend folgen gleichzeitig die Punkte am Kinn und unterhalb der Nase (Abb. 175).

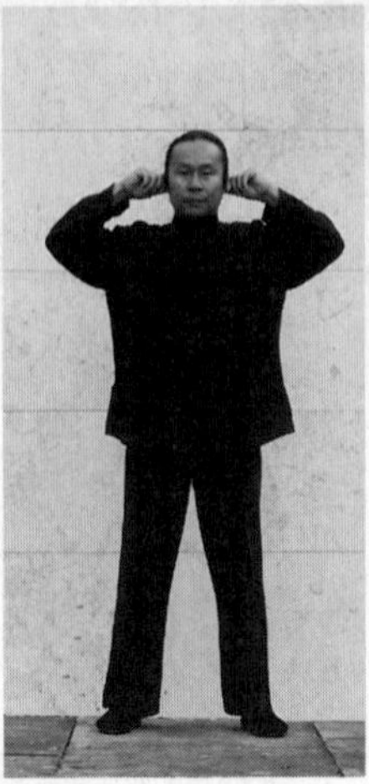
170

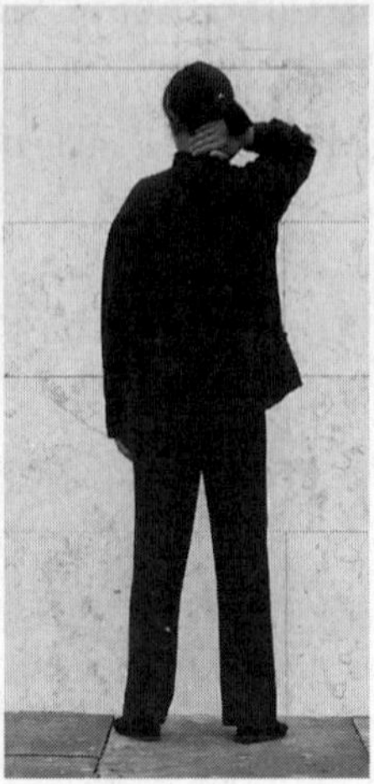
171

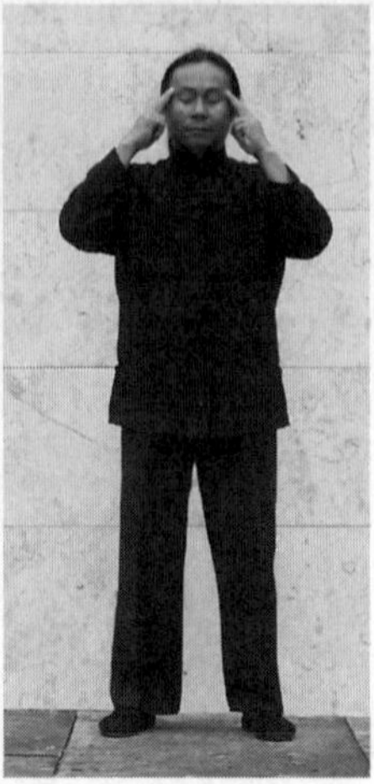
172

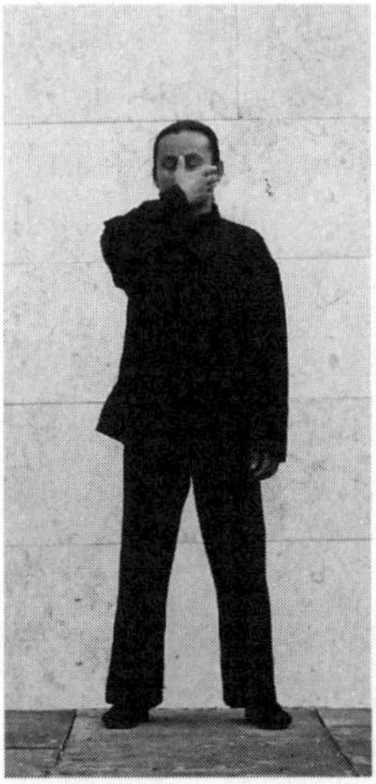
173

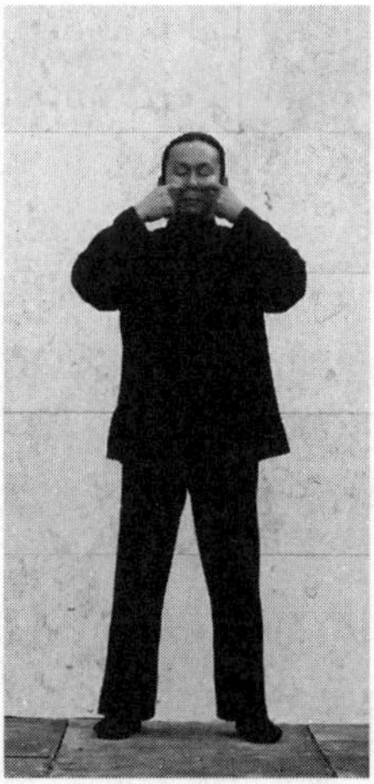
174

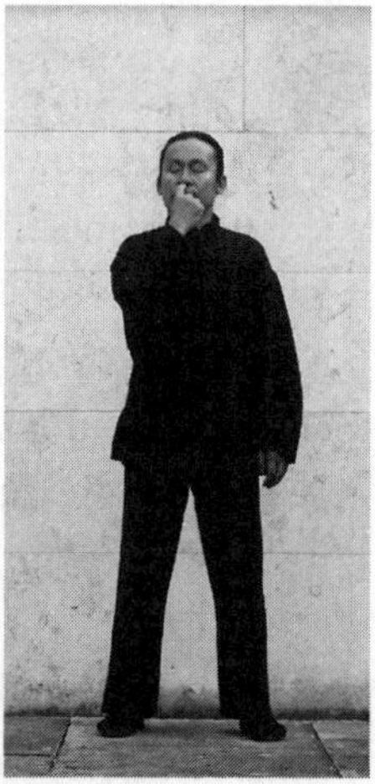
175

Beenden Sie diese Übung, indem Sie das Qi beruhigen (S. 45f) und sich verbeugen.

Die Übung »Kopfmassage« kann den Energiefluss im Kopf unterstützen, Haarausfall vorbeugen, Spannungen unter der Kopfhaut lösen und damit bei Kopfschmerzen helfen. Auf den Ohren liegen wichtige Punkte der Reflexzonentherapie.

Übung 13: Der kleine Energiekreislauf

Diese meditative Übung bietet sich an, wenn man zur Ruhe kommen, das Qi in seinem Körper wahrnehmen und das Vorstellungsvermögen stärken möchte.

Sie können den kleinen Energiekreislauf im Stehen, Sitzen oder Liegen praktizieren. Suchen Sie sich die für Sie angenehmste Position, schließen Sie die Augen, und entspannen Sie sich.

Übungsanleitung

Vorbereitung: Verbeugen und Qi wecken (S. 41 ff).

Legen Sie die Hände locker auf das untere Dantien; die linke ist vorn (Abb. 176). Beginnen Sie nun am besten beim Dritten Auge. Lassen Sie das Qi beim Einatmen in Ihrer Vorstellung vom Dritten Auge über Zunge, Hals, Brust und Energiezen-

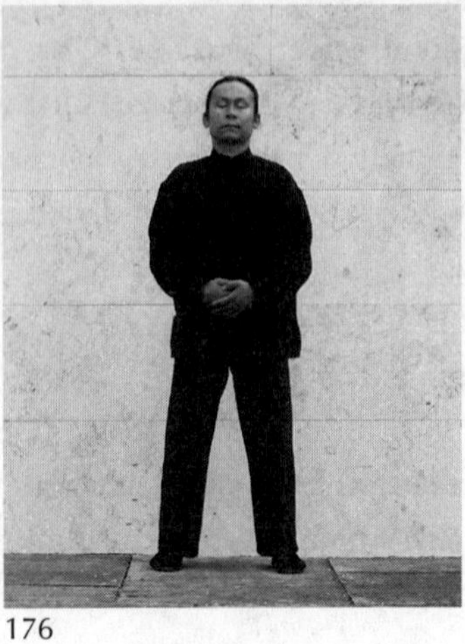

176

trum unter dem Nabel nach unten sinken, dann beim Ausatmen zum Steißbein und von dort über die Wirbelsäule nach oben. Wiederholen Sie diesen Kreislauf einige Minuten lang.

Beenden Sie diese Übung, indem Sie einmal tief ein- und ausatmen, das Qi wecken (S. 45f) und sich verbeugen.

> Bei der Übung »Der kleine Energiekreislauf« fließt der Lebensstrom an allen Hauptorganen vorbei und versorgt alle Zellen mit Energie. Blockaden können beseitigt, seelische Spannungen aufgelöst werden. Sie kann sich bei Alterserscheinungen, Kopfschmerzen, Bluthochdruck und Schlaflosigkeit positiv auswirken und gilt als Übung für ein langes Leben und zur Regeneration. Außerdem bietet sie sich als Einstieg in die Kunst der Meditation an.

Zu dieser Übung

Die Vorstellungskraft öffnet bei dieser Übung die Meridiane und lässt das Qi durch den Körper zirkulieren. Dabei nimmt es der Traditionellen Chinesischen Medizin zufolge bestimmte »Wege« oder »Bahnen«, von denen zwei kurz erläutert werden sollen.

Das Diener-Gefäß

Tu Mai verläuft vorn in der Körpermitte über das Brustbein und das Dantien bis zwischen die Beine zum »Tor von Leben und Tod« *(Hui Jin)*, einem Akupunkturpunkt zwischen After und Geschlechtsorgan.

Das Lenker-Gefäß
Jen Mai verläuft vom Steißbein die Wirbelsäule entlang nach oben bis zum Kopf und von hinten über das Dritte Auge und die Nase bis zum Gaumen.

Mit dem kleinen Energiekreislauf kann man diese beiden Bahnen miteinander verbinden, indem man die Zunge – die sozusagen als »Schalter« fungiert – hinter der Zahnreihe am Gaumen anlegt (»Elsterbrücke«).

Übung 14: Den Baum umarmen

Eine einfache Übung, die sich anbietet, wenn man den Kontakt zur Natur stärken und ihre Kraft in sich spüren möchte.

Suchen Sie sich einen schönen Ort in der Natur, eine Stelle zum Wohlfühlen, am besten einen Baum. Natürlich können Sie die Übung auch zu Hause ausführen – dann stellen Sie sich den Baum eben nur vor.

Übungsanleitung

Vorbereitung: Sie stehen mit dem Gesicht zu dem echten oder imaginierten Baum. Verbeugen Sie sich, und wecken Sie das Qi (S. 41 ff).

Breiten Sie die Arme aus, und formen Sie sie zu einem großen Ball (Abb. 177). Atmen Sie ruhig ein und aus, und stellen Sie sich vor, dass Sie den Baum umarmen. Wenn Ihre Arme zu

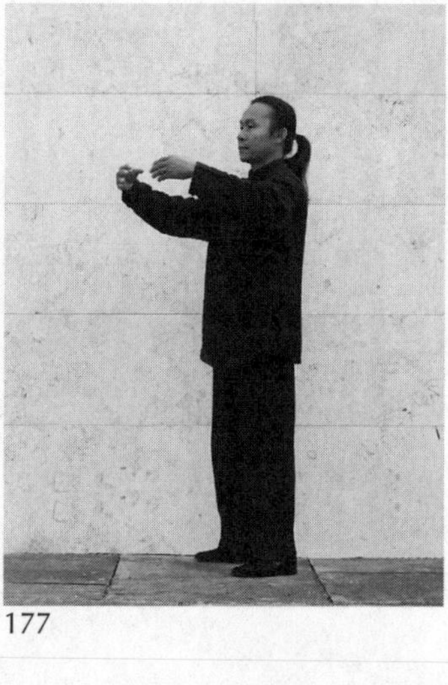

177

schmerzen beginnen, beenden Sie die Übung. Sie werden etwas Zeit brauchen, um Ihren Geist zu beruhigen und sich daran zu gewöhnen, länger in dieser Position zu stehen.

Beenden Sie diese Übung, indem Sie einmal tief ein- und ausatmen, das Qi wecken (S. 45f) und sich verbeugen.

> Mit der Übung »Den Baum umarmen« stellen Sie die Verbindung zur Natur her, lernen, sie wieder zu spüren. Außerdem sammeln Sie damit äußeres Qi.

So habe ich gehört ...

Eines Tages fragte ein Schüler seinen Meister, was denn »Begierde« eigentlich sei. »Wie sieht sie aus, diese Begierde? Ist sie so groß wie der Himmel und die Erde?« Der Meister verneinte – sie sei noch viel größer. »Kann sie auch gefährlich werden?«, fragte der Schüler. »Ja, wenn du sie nicht erkennst, dann wird sie zur Gefahr für dich.« »Aber wie kann ich mir die Form der Begierde vorstellen?« Der Meister sagte: »Stell dir einen Fluss vor. Dieser Fluss ist durch seine Ufer zu beiden Seiten begrenzt. Wenn es regnet, steigt das Wasser über die Ufer und überschwemmt das Land. Es steigt und steigt und breitet sich immer weiter aus. Diese Flut überschwemmt alles und bringt großes Leid. So ist der Fluss!« »Aber was bedeutet das?«, fragte der Schüler verwirrt. »Das bedeutet, dass man die Energie in die richtige Bahn lenken und die Grenzen erkennen muss. Wenn sie zu viel und zu stark wird, tritt sie über die Ufer.«

Übung 15: Das Qi sammeln

Eine stärkende Übung, die sich anbietet, wenn man sich erschöpft fühlt und Kraft braucht, sprich äußeres Qi aufnehmen möchte.

Übungsanleitung

Vorbereitung: Verbeugen und Qi wecken (S. 41 ff).

Teil 1. Führen Sie die Arme beim Einatmen in einem weiten, seitlichen Bogen nach schräg oben (Abb. 178), als wollten Sie die Sonne umarmen, und bringen Sie die Hände dann ans Dritte Auge (Abb. 179). Stellen Sie sich dabei vor, Sie würden äußeres Qi aus dem Universum aufnehmen und über die Stirnmitte in sich hineinführen. Senken Sie die leicht geöffneten Hände (Fingerspitzen weisen zueinander, berühren sich aber nicht) und damit das Qi beim Ausatmen vor dem Körper (Abb. 180) bis zum unteren Dantien hinab. Führen Sie diese Bewegung insgesamt 7-mal aus.

Teil 2. Anschließend bewegen Sie die Hände, nachdem Sie die Arme in einem weiten Bogen geöffnet haben, beim Einat-

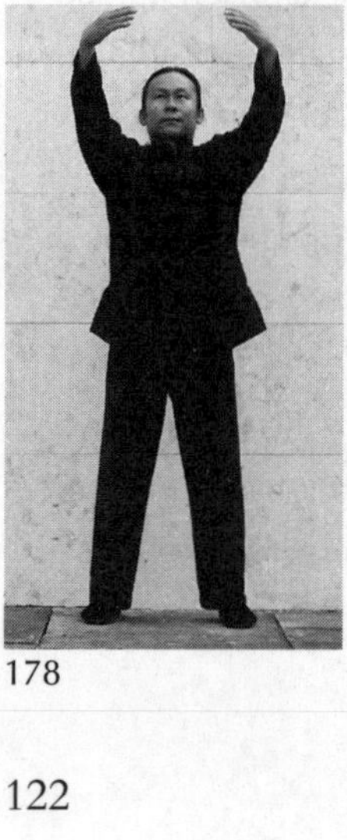
178

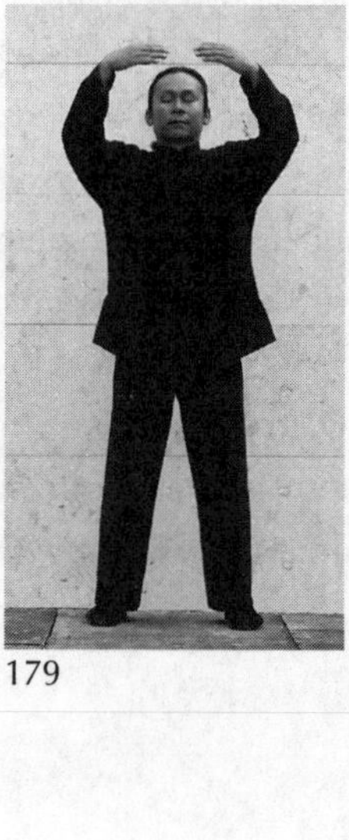
179

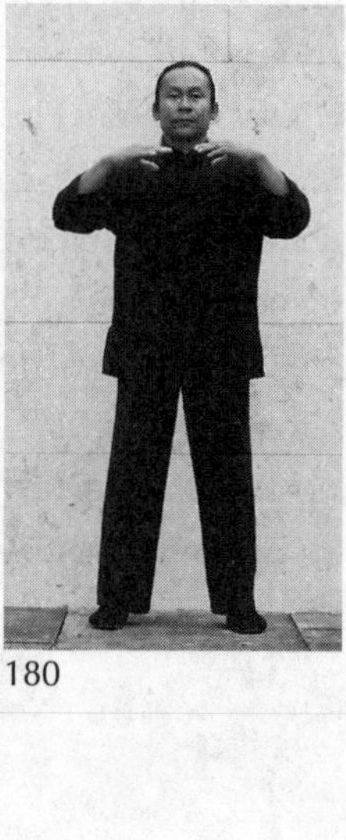
180

men nicht mehr zur Stirn, sondern zum Solarplexus (Abb. 181 und 182) und bewegen sie von dort beim Ausatmen nach unten zum Dantien. Auch diese Übung machen Sie 7-mal.

Teil 3. Zum Schluss bewegen Sie die Hände aus dem Bogen beim Einatmen gleich zum Dantien (Abb. 183). Atmen Sie in Ruhe aus, bevor Sie die Arme wieder heben. Auch diese Übung praktizieren Sie insgesamt 7-mal.

Beenden Sie die Übung, nachdem Sie jeden Teil 7-mal ausgeführt haben, indem Sie das Qi beruhigen (S. 45 f) und sich verbeugen.

Die Übung »Das Qi sammeln« kann Spannungen im Stirnbereich lösen, das Dritte Auge öffnen und gilt als Grundübung für die Klarheit des Geistes. Außerdem fördert sie den Qi-Fluss und kann bei Herzkrankheiten und Beklemmungen positiv wirken.

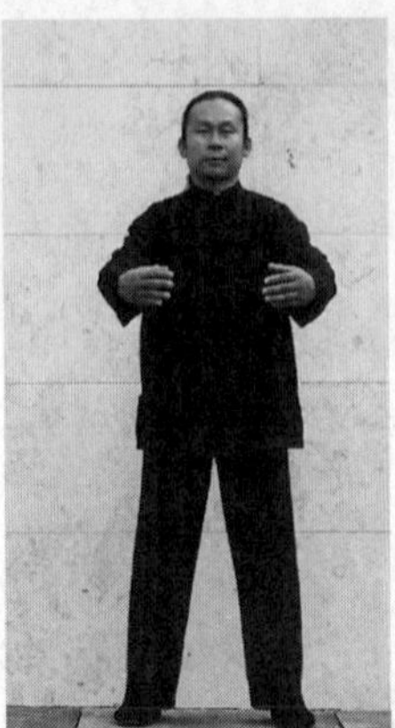
181

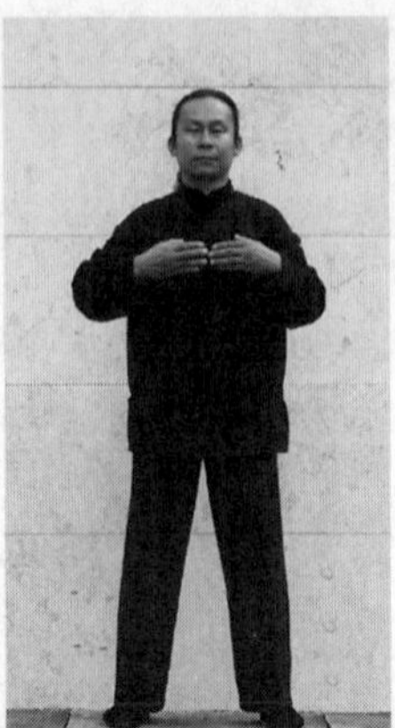
182

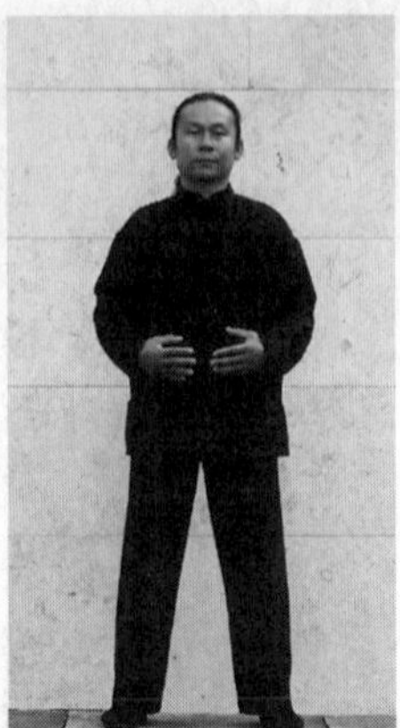
183

Übung 16: Den Mond heben

Eine sanfte Übung, die sich anbietet, wenn man die Körperkoordination verbessern, Gelassenheit üben und sich als Teil des Universums fühlen möchte.

Übungsanleitung

Vorbereitung: Verbeugen und Qi wecken (S. 41 ff).

Verlagern Sie das Gewicht nach links, und drehen Sie sich etwas nach rechts vorn; dabei setzen Sie den rechten Fuß mit dem Fußballen auf. Heben Sie den linken Arm (Handfläche nach oben) langsam auf Schulterhöhe, als würden Sie den Mond mit dieser Hand nach oben bewegen (Abb. 184). Verlagern Sie das Gewicht in die Mitte, und drehen Sie den Körper gerade. Der linke Arm bewegt sich mit (Handfläche zum Körper), bis er gerade nach vorn zeigt (Abb. 185). Dann lassen Sie ihn mit einer sanften Bewegung im Handgelenk sinken und

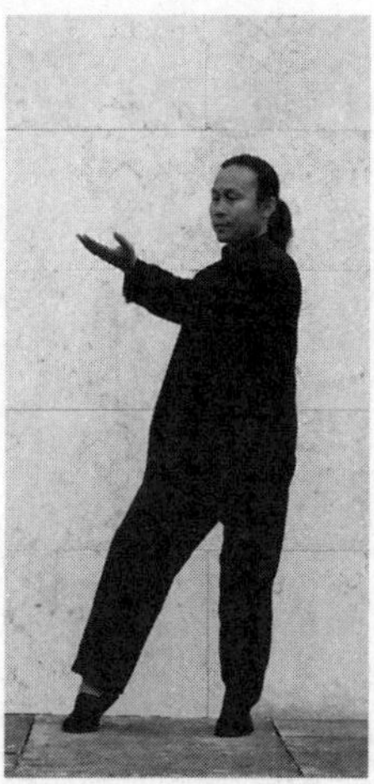
184

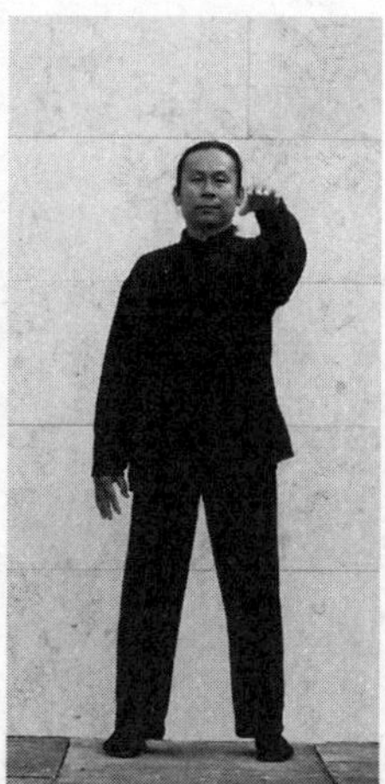
185

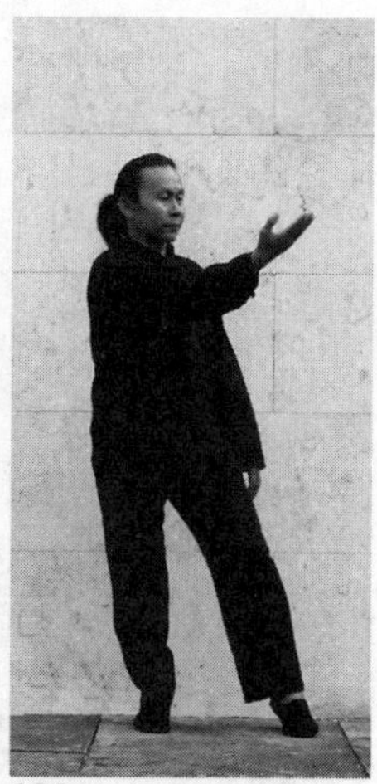
186

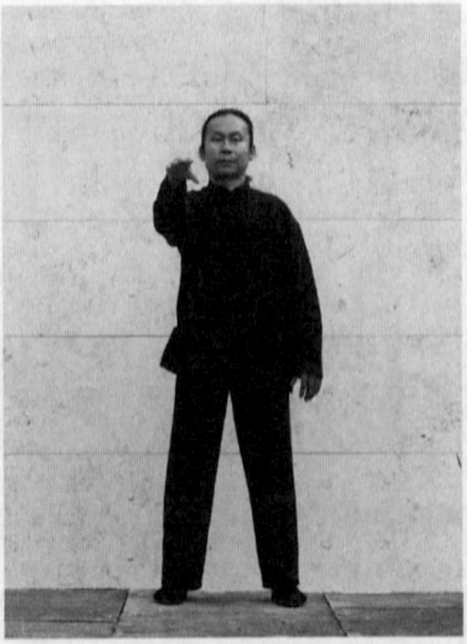
187

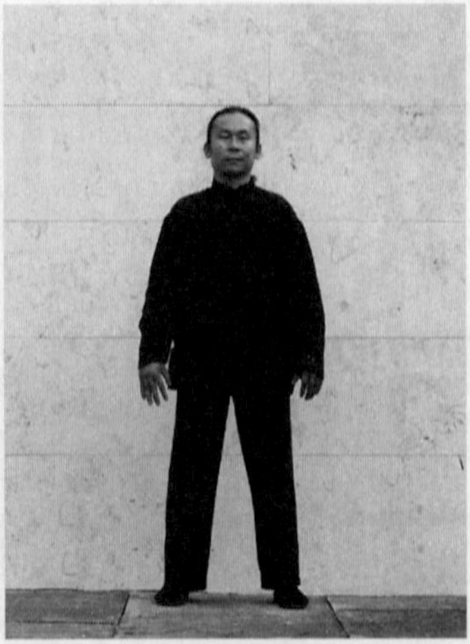
188

wechseln auf die andere Seite: Heben Sie den rechten Arm mit der Handfläche nach oben, verlagern Sie das Gewicht gleichzeitig nach rechts, und setzen Sie den linken Fuß mit dem Ballen auf (Abb. 186). Gehen Sie mit dem Gewicht in die Körpermitte, bewegen Sie den rechten Arm mit (Handfläche zum Körper) (Abb. 187), und lassen Sie ihn mit nach unten zeigender Handfläche vor sich sinken (Abb. 188).

Führen Sie diese Übung (nach links, nach rechts) insgesamt 6-mal aus, anschließend beenden Sie sie, indem Sie das Qi beruhigen (S. 45f) und sich verbeugen.

> Die Übung »Den Mond heben« entspannt den Brustbereich und kann Problemen in Hüfte und Lendenwirbelsäule vorbeugen.

Übung 17: Qi-Gong-Kugeln für die Hände

Eine wohltuende Übung, die sich anbietet, wenn man Entspannung sucht und innerlich zur Ruhe kommen möchte. Sie hat einen stark meditativen Charakter und und wirkt durch die Aktivierung der Akupunkturpunkte sehr nachhaltig.

Übungsanleitung

Vorbereitung: Verbeugen und Qi wecken (S. 41 ff).

Winkeln Sie einen Arm bequem ab, und legen Sie die beiden Kugeln so, dass die eine in der Handmitte ruht und die andere am Anfang von Ring- und Mittelfinger (Abb. 189). Heben Sie den kleinen Finger, und geben Sie im Daumen etwas nach, um die Kugeln zu drehen. Sie verschieben sich dann automatisch (Abb. 190). Lassen Sie sie auf diese Weise langsam in der Hand kreisen (Abb. 191 und 192). Die Kugeln können sich dabei berühren; Sie sollten aber nur ein leichtes Reibegeräusch wahrnehmen. Wenn Sie die Kugeln nach rechts drehen, stärken Sie die Yin-Energie, drehen Sie sie nach links, stärken Sie die Yang-Energie. Üben Sie dann mit der anderen Hand.

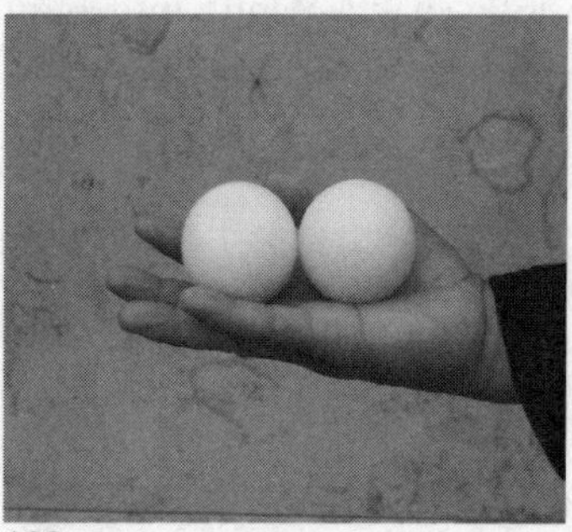

189

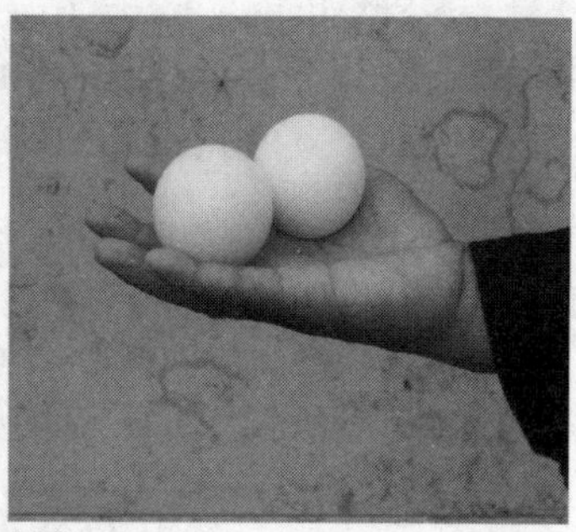

190

Beenden Sie diese Übung, indem Sie das Qi beruhigen (S. 45 f), nachdem Sie die Kugeln aus der Hand gelegt haben.

Zu dieser Übung

Die Handflächen des Menschen sind eng mit dem Meridiansystem verbunden. Es gibt auf ihnen spezielle Punkte (»Reflexzonen« in der westlichen Medizin), über die die Organe stimuliert werden können, beispielsweise indem man die Kugel-Übung des Qi Gong praktiziert. In der Ming-Zeit (1368–1644) entstand in China eine Krankheitstherapie, bei der man die Qi-Gong-Kugeln einsetzte. Sie zu drehen sollte die Gesundheit stärken und das Leben verlängern. In Europa wurden die Kugeln 1984 berühmt, als sich der damalige US-Präsident Ronald Reagan in China aufhielt und sich bei ersten »Drehversuchen« von Journalisten fotografieren ließ.

Die Qi-Gong-Kugeln haben einen Durchmesser von 4 bis 5 Zentimeter, wiegen um die 150 Gramm und bestehen entweder aus Marmor, Chrom oder Speckstein. Normalerweise verwendet man Chrom. Manche Kugeln sind innen hohl und erzeugen, wenn sie gedreht werden, einen Klang. Ein heller Ton steht für das Männliche, ein tiefer für das Weibliche. Fort-

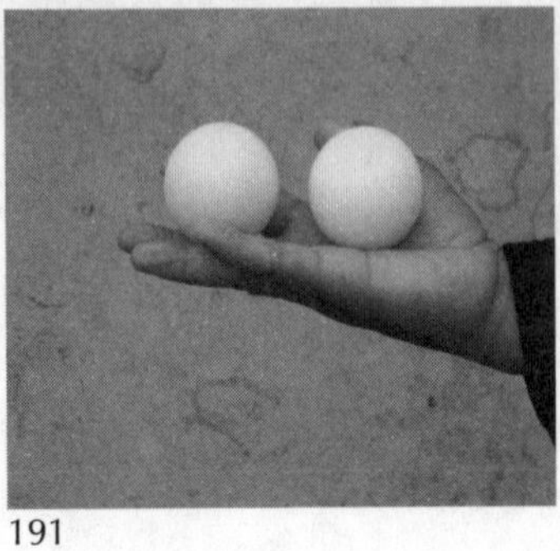

191

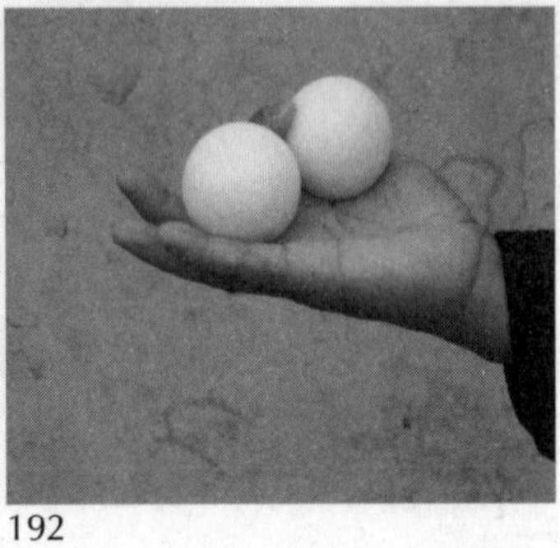

192

geschrittene üben auch mit schwereren Kugeln oder manchmal mit 3 in einer Hand. Traditionalisten lehnen die industriell gefertigten Qi-Gong-Kugeln ab, weil sie runde Gegenstände aus der Natur vorziehen, beispielsweise Nüsse.

> Bei der Übung mit den Qi-Gong-Kugeln werden die Handinnenflächen massiert und auf diese Weise die zugeordneten Organe stimuliert. Außerdem fördern Sie mit dieser Übung die Durchblutung Ihrer Arme und Ihres Nackens. Ganz allgemein spricht man den Kugel-Übungen des Qi Gong positive Wirkungen auf Blutzirkulation, Blutdruck und zentrales Nervensystem zu. Sie sind auch für bettlägerige Menschen geeignet.

Übung 18: Das innere Lächeln

Eine meditative Übung, die sich anbietet, wenn man Aggressionen, innere Unruhe und Nervosität auflösen möchte.

Übungsanleitung

Vorbereitung: Bei dieser Übung können Sie sitzen (Stuhl oder Meditationssitz), stehen oder liegen. Verbeugen Sie sich, und wecken Sie das Qi (S. 41 ff).

Lächeln Sie nun mit geschlossenen Augen in die Organe hinein, am besten von oben nach unten (Abb. 193). Beginnen Sie mit den Augen, und stellen Sie sich dabei vor, dass Sie etwas Wunderbares sehen. Dann lassen Sie die Energie des Lächelns zum Dritten Auge fließen und entspannen die Gesichtshaut. Die Energie fließt zum Mund, und dabei heben Sie die Zunge zum Gaumen (Elsterbrücke) und verbinden dadurch wie beim kleinen Energiekreislauf die beiden Bahnen Die-

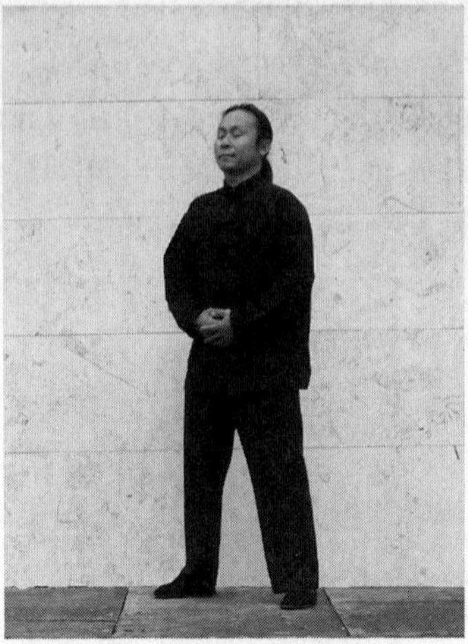

193

ner-Gefäß (vorn) und Lenker-Gefäß (hinten) miteinander. Schicken Sie nun das Lächeln zum Kiefer und zum Nacken. Lächeln Sie in Ihre Kehle, wo sich ein Lotos öffnet und die Enge des Halses weitet. Dann erreicht das Lächeln das Herz, das Zentrum der Liebe und des Mitgefühls. Wenn Sie Ihren Lungen zulächeln, weitet sich der ganze Brustbereich. Das Lächeln breitet sich in den Bauchraum aus, und die Wärme des Qi erfüllt den ganzen Körper mit positiver Energie und Freude.

Unmittelbar im Anschluss an diese Visualisierungsübung atmen Sie 3-mal tief ein und aus und beenden sie freudig und gelassen, indem Sie das Qi beruhigen (S. 45f).

> Die Visualisierungsübung »Das innere Lächeln« ist von großer Einfachheit und ebenso großer Wirkung, vor allem vor Meditationen. Sie hilft, sich zu entspannen und sich das eigene Innere bewusst zu machen. Außerdem unterstützt sie bei Krankheiten den inneren Heilungsprozess und löst Nervosität und Aggressionen, die der Traditionellen Chinesischen Medizin zufolge negative Energie erzeugen, auf. Nicht zuletzt stärkt diese Übung die positive Lebensenergie.

Anhang

Übersicht Beschwerden/Übungen

Im Folgenden finden Sie eine alphabetische Übersicht von Beschwerden, denen Qi-Gong-Übungen zugeordnet sind, die Abhilfe schaffen können.

Beschwerden	**Übung**
Aggressionen	Das innere Lächeln
Alterserscheinungen	Der kleine Energiekreislauf
Antriebslosigkeit	Der Tiger auf der Jagd
Armdurchblutung mangelhaft	Qi-Gong-Kugeln für die Hände Der Tiger auf der Jagd
Arme ungelenk und steif	Der Tiger auf der Jagd
Arme verspannt	Der Tiger schärft die Krallen
Armmuskulatur schwach	Der Tiger auf der Jagd
Atem ungleichmäßig, flach	Der Adler breitet seine Schwingen aus Auf dem Pferd sitzen und die Faust ballen (5. Brokatstück) Der Tiger sammelt das Qi
Ausgeglichenheit fehlt	Die Fünf Elemente
Äußeres Qi fehlt	Den Baum umarmen
Bauchraum, z.B. Zwerchfell, verspannt	Den Kopf pendeln lassen (7. Brokatstück) Die goldene Schildkröte
Beklemmungen	Das Qi sammeln
Beweglichkeit fehlt	Das Qi spüren und die Füße berühren (6. Brokatstück) Der fliegende Drache
Blockaden in den inneren Organen	Das Qi rollen wie einen Ball

Blutdruck niedrig	Der Tiger auf der Jagd Der Tiger sammelt das Qi
Brust, Engegefühl	Mit Pfeil und Bogen schießen (2. Brokatstück) Der Buddha mit Pfeil und Bogen
Brustbereich verspannt	Der Buddha mit Pfeil und Bogen Den Mond heben
Brustwirbelsäule steif	Der Buddha mit Pfeil und Bogen
Darmperistaltik träge	Himmel und Erde berühren (3. Brokatstück)
Energiekreislauf gestört	Den Kopf pendeln lassen (7. Brokatstück)
Energiezentren träge	Das Qi spüren und die Füße berühren (6. Brokatstück)
Entscheidungsschwäche	Der Tiger auf der Jagd
Finger ungelenk und steif oder verspannt	Der Tiger auf der Jagd Der Tiger schärft die Krallen
Geist getrübt	Das Qi sammeln
Gelenkprobleme	Der fliegende Drache
Gleichgewichtsprobleme	In einem ruhigen See schwimmen
Haarausfall	Kopfmassage
Halswirbelsäule verspannt	Den Kopf drehen (4. Brokatstück)
Heilungsprozess gestört	Das innere Lächeln
Herz zu stark durchblutet	Mit Pfeil und Bogen schießen (2. Brokatstück)
Herzkrankheiten	Das Qi sammeln
Hüfte anfällig	Den Mond heben
Hüftprobleme	Den Kopf pendeln lassen (7. Brokatstück)
Knochenskelett versteift	Die Fersen heben (8. Brokatstück)
Konzentrationsprobleme	In einem ruhigen See schwimmen

Kopfdurchblutung träge, Energiefluss gestört	Mit Pfeil und Bogen schießen (2. Brokatstück) Das Qi spüren und die Füße berühren (6. Brokatstück) Kopfmassage
Kopfhaut, Spannungen darunter	Kopfmassage
Kopfschmerzen	Der kleine Energiekreislauf Kopfmassage
Lendenwirbelsäule anfällig	Den Mond heben
Lungenbeschwerden	Den Himmel stützen (1. Brokatstück)
Mattigkeit	Kopfmassage
Meridiane blockiert	Die Fersen heben (8. Brokatstück)
Motivationsschwäche	Der Tiger auf der Jagd
Muskulatur allgemein schwach	Auf dem Pferd sitzen und die Faust ballen (5. Brokatstück)
Nacken-/Halsdurchblutung träge	Mit Pfeil und Bogen schießen (2. Brokatstück) Qi-Gong-Kugeln für die Hände
Nackenverspannungen	Den Himmel stützen (1. Brokatstück) Der Adler breitet seine Schwingen aus
Naturverbundenheit wird nicht mehr gespürt	Den Baum umarmen
Nervosität	Das innere Lächeln
Nierenträgheit	Das Qi spüren und die Füße berühren (6. Brokatstück) Der fliegende Drache
Oberschenkelmuskulatur schwach	Der Tiger sammelt das Qi Den Kopf pendeln lassen (7. Brokatstück)

Organe träge	Qi-Gong-Kugeln für die Hände
Psyche labil	Der Adler breitet seine Schwingen aus Auf dem Pferd sitzen und die Faust ballen (5. Brokatstück) Die goldene Schildkröte
Qi-Fluss gestört	Das Qi sammeln Der kleine Energiekreislauf Die Fünf Elemente
Rückenmuskulatur (oben) schwach	Die goldene Schildkröte
Rückenmuskulatur (unten) schwach	In einem ruhigen See schwimmen
Rückenprobleme (seitliche Rückenmuskulatur, Schulterblatt)	Den Himmel stützen (1. Brokatstück)
Rumpfmuskulatur steif oder verkürzt	Den Himmel stützen (1. Brokatstück)
Schlaflosigkeit	Der kleine Energiekreislauf
Schulterprobleme	Der Buddha mit Pfeil und Bogen
Schulterverspannungen	Der Adler breitet seine Schwingen aus Der Buddha mit Pfeil und Bogen
Seelisch angespannt	Kopfmassage
Sehnen verkürzt	Den Himmel stützen (1. Brokatstück)
Seitenmuskulatur verspannt	Der Tiger schärft die Krallen
Stirnbereich verspannt	Das Qi sammeln
Stoffwechselprobleme	Das Qi spüren und die Füße berühren (6. Brokatstück)
Stress	Die Fünf Elemente
Unruhe	Das innere Lächeln
Verdauung träge	Der Tiger schärft die Krallen

Verdauungsprobleme	Das Qi rollen wie einen Ball Himmel und Erde berühren (3. Brokatstück)
Vitalität fehlt	Den Himmel stützen (1. Brokatstück) Auf dem Pferd sitzen und die Faust ballen (5. Brokatstück)
Widerstand gegen äußere Kräfte zu gering	Die goldene Schildkröte
Wirbelsäule schwach	Die Fersen heben (8. Brokatstück)
Yangschwäche	Der Tiger sammelt das Qi
Zellenergie mangelhaft	Der kleine Energiekreislauf

Nachwort

Es war soweit. Meine Mutter nahm mich fest an die Hand, schulterte ein paar Dinge, die sie für die Reise mitnehmen wollte, und stieg mit mir in den Bus, der uns in den Norden Thailands bringen sollte. Meine Familie zu verlassen, um für eine Weile in einem buddhistischen Kloster zu leben, fiel mir schwer. Ich war gerade 8 Jahre alt geworden, und am schlimmsten empfand ich die Trennung von meinen Geschwistern. Aber so war die Familientradition. Einmal im Leben sollte ich erfahren, was es bedeutete, ohne Besitz und nur mit einem orangefarbenen Tuch am Leib den Sinn des Lebens zu hinterfragen.

Nach mehreren Tagen erreichten wir Chiang Mai, um dort umzusteigen und einen kleinen Bus Richtung birmanische Grenze zu nehmen. Immer spärlicher wurden die Dörfer, immer holpriger die Straßen. Schließlich mussten wir lange auf einem kleinen, verschlungenen Pfad wandern, um das Kloster zu erreichen.

Die Lichtung, auf der die Gebetshalle und die kleinen Hütten der Mönche standen, war nicht sehr groß. Zu schnell eroberte sich der Dschungel sein Reich immer wieder zurück. Die Halle des Buddha war nur ein überdachter Platz, an dessen Frontseite ein bemalter Buddha aus Lehm stand. Es war ein einfaches Waldkloster, ohne Strom, ohne Goldverzierung und ohne Gemeinde. Was bedeutete, dass sich die Mönche selbst versorgen mussten, wenn nicht zufällig Waldarbeiter oder Bauern etwas Essen spendeten.

Mein Vater, Ajahn Khru Phim, hatte sich gewünscht, dass

ich hier meine Lehrzeit verbringen sollte. Es gab nur 5 bis 10 Mönche, die ständig auf dieser Lichtung lebten; die meisten verbrachten hier nur *Khao Pansa*, die Zeit während der großen Monsunregen, wenn das Wandern fast unmöglich war und alle Mönche sich zur Klausur zurückzogen.

Der Abt des kleinen Waldklosters wusste von unserer Ankunft und empfing mich mit beruhigenden Worten. Ich wollte nicht bei ihm bleiben, ich wollte zurück zu meiner Familie, Frösche mit meiner Schwester fangen und auf dem sanft wiegenden Rücken unseres Wasserbüffels den Tag verträumen. Doch die Zeit heilt alle Wunden, und so gewöhnte ich mich schnell an das Klosterleben und dachte nur ab und zu an meine Familie.

In den Jahren, die ich dort verbrachte, lernte ich viel über Körper und Geist. Buddhistische Lehren kann man auf zweierlei Art lernen. Man kann sie intellektuell erfassen und ganze Bibliotheken lesen; aber man kann auch auf sehr einfache und direkte Weise Buddha nahe kommen. Den Hof kehren oder meditieren – wo ist der Unterschied?

Eines Tages sagte mein Meister, Loang Poh Lu, zu mir: »Ich habe dir den Weg gezeigt, jetzt ist es an dir, ihn zu gehen.«

Als ich das Kloster verließ, entschied ich mich, im Westen – von Thailand aus gesehen – zu studieren. Während ich an der Theater- und Filmhochschule in Sofia war, verwirklichte ich meinen Traum, anderen Menschen die Geschichte des Buddha und die Kampfkunst nahe zu bringen. Es war nicht leicht, die europäische mit der buddhistischen Lebenseinstellung zu verbinden; aber der »mittlere Weg«, wie wir die Lehre des Buddha nennen, war mir ein guter Wegweiser.

Seit vielen Jahren unterrichte ich in Europa nun schon Kung Fu, Taijiquan, Muay Thai und das wunderbare Qi

Gong. Dabei ist mir klar geworden, wie wichtig es ist, in der hektischen modernen Gesellschaft Liebe und Freundschaft zu fördern und die buddhistischen Prinzipien im Alltag zu praktizieren. Im Einklang mit sich selbst und der Natur zu sein, die Lebenskraft zu stärken, zu wissen, dass meine Schüler auf dem richtigen Weg sind – das sind die wesentlichen Punkte meiner Lehre.

Lao Vongvilay

Literatur

Cohen, Kenneth: *Qigong. Grundlagen, Methoden, Anwendung.* Krüger Verlag, Frankfurt am Main 1998

Hart, William: *Die Kunst des Lebens.* Fischer Taschenbuch Verlag, Frankfurt am Main 1996

Lexikon der östlichen Weisheitslehren. Buddhismus, Hinduismus, Taoismus, Zen. Herausgegeben von Ingrid Fischer-Schreiber, Franz-Karl Ehrhard, Kurt Friedrichs, Michael S. Diener. O.W. Barth Verlag, Bern/München/Wien 1997

Lind, Monika, und Lind, Gabi: *Taijiquan & Qigong Lexikon.* Kolibri-Verlag, Hamburg 1995

Liu, Hong: *Qi-Gong-Wunder*, Knaur Verlag, München 2000

Ni, Maoshing: *»Der Gelbe Kaiser«. Das Grundlagenwerk der Traditionellen Chinesischen Medizin.* O.W. Barth Verlag, Bern/ München/Wien 2002 (das Eingangszitat findet sich auf Seite 16f.)

Anmerkungen

1 Liu, Hong: *Qi-Gong-Wunder*, S. 301
2 Ni, Maoshing: *»Der Gelbe Kaiser«*, S. 17
3 Ebd., S. 204 f.
4 Lind, Monika, und Lind, Gabi: *Taijiquan & Qigong Lexikon*, S. 114
5 Nach Liu: *Qi-Gong-Wunder*, S. 72
6 Nach Cohen, Kenneth: *Qigong. Grundlagen, Methoden, Anwendung*, S. 49
7 Ebd., S. 51
8 Nach Liu: *Qi-Gong-Wunder*, S. 19
9 Nach Hart, William: *Die Kunst des Lebens*, S. 35
10 Ni, Maoshing: *»Der Gelbe Kaiser«*, S. 45

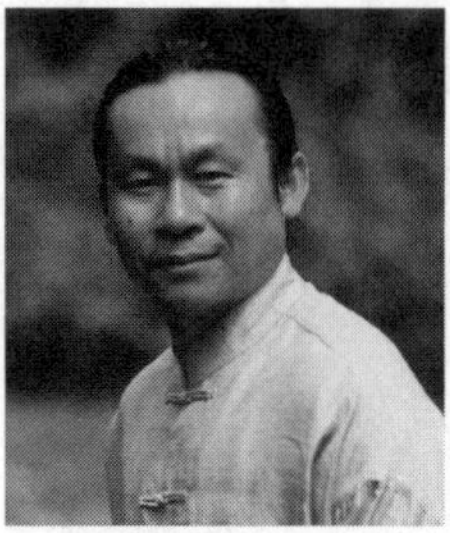

Lao Vongvilay, geboren in Thailand, kam, der Familientradition entsprechend, mit acht Jahren in ein buddhistisches Waldkloster im Norden Thailands, wo er u. a. in Medizin, Kung Fu, Taiji und Qi Gong unterrichtet wurde. Nach dreizehn Jahren verließ er das Kloster und vertiefte seine Kampf- und Heilkunstkenntnisse bei verschiedenen Lehrern. Seit 1992 unterrichtet er in München Qi Gong, Taiji, Kung Fu, Thai-Boxen und Nuad-Sen (Thai-Massage).

Kampfkunstschule Ajahn Lao
Claude-Lorrain-Str. 27
81543 München
Tel. 089/62 43 95 64
www.tiger-qigong.de

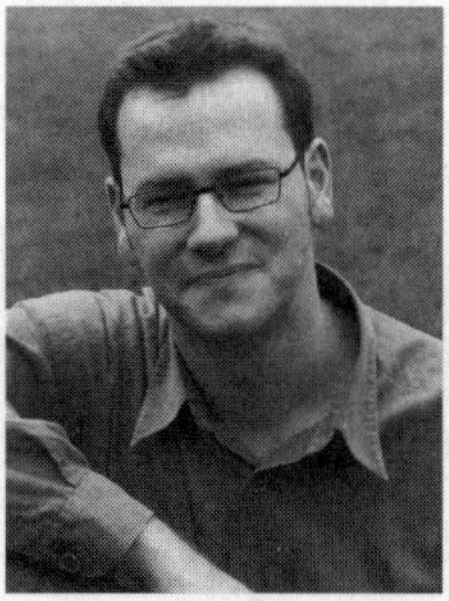

Oliver Bottini, geb. 1965 in Nürnberg, Studium der Literaturwissenschaft und Psychologe, in Ausbildung zum Kung-Fu- und Qi-Gong-Meister. Seit vielen Jahren widmet er sich dem Studium des Buddhismus und der östlichen Bewegungslehren. Er lebt als Redakteur und Buchautor in München.
Bisherige Buchveröffentlichungen: *Das große O.W. Barth-Buch des Zen, Das große O.W. Barth-Buch des Buddhismus, Mord im Zeichen des Zen* (Kriminalroman)

www.bottini.de

Die Übungen kompakt

Übungen der Bewegung

Übung 1: Das Qi rollen wie einen Ball

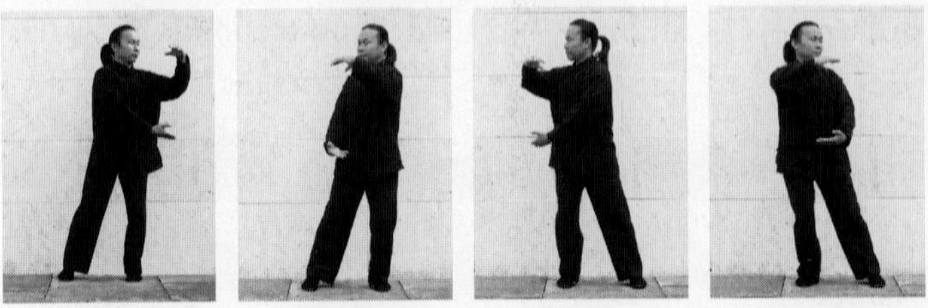

Übung 2: Der Adler breitet seine Schwingen aus

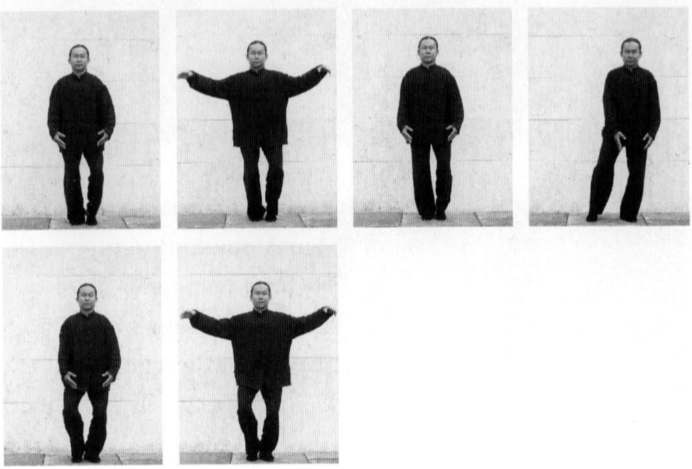

Übung 3: Der fliegende Drache

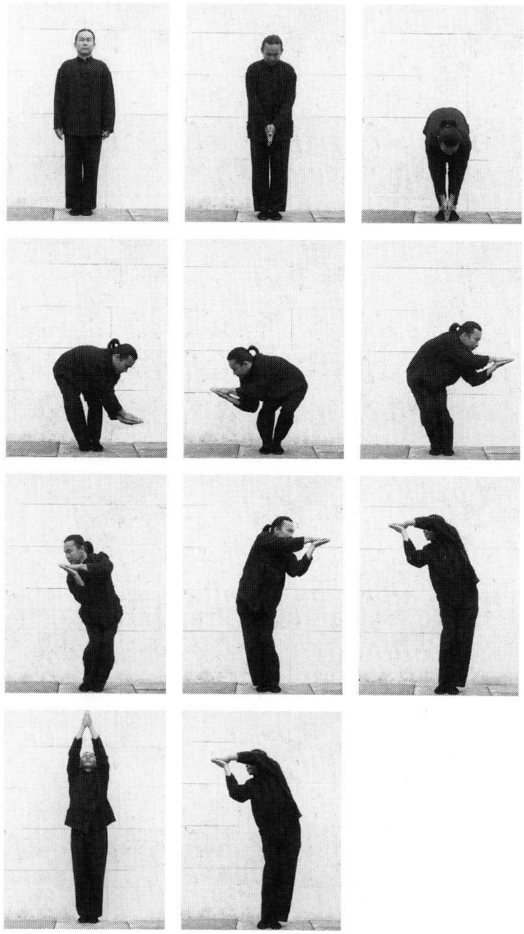

Übung 4: Der Tiger schärft die Krallen

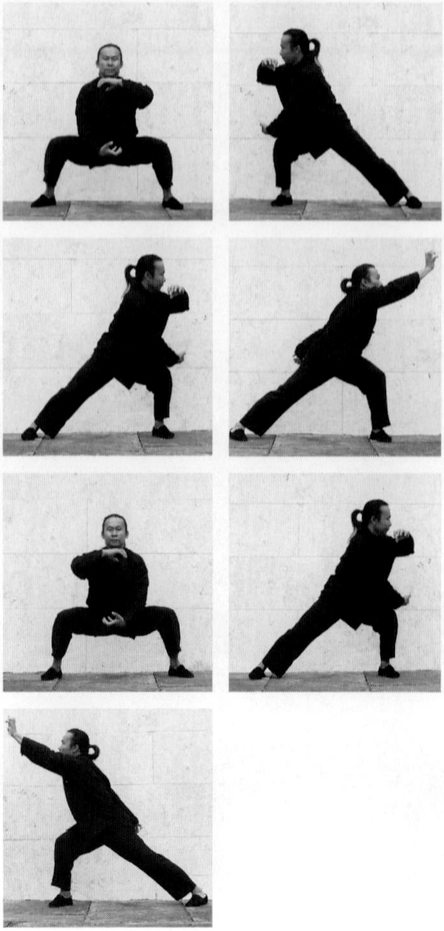

Übung 5: Der Tiger auf der Jagd

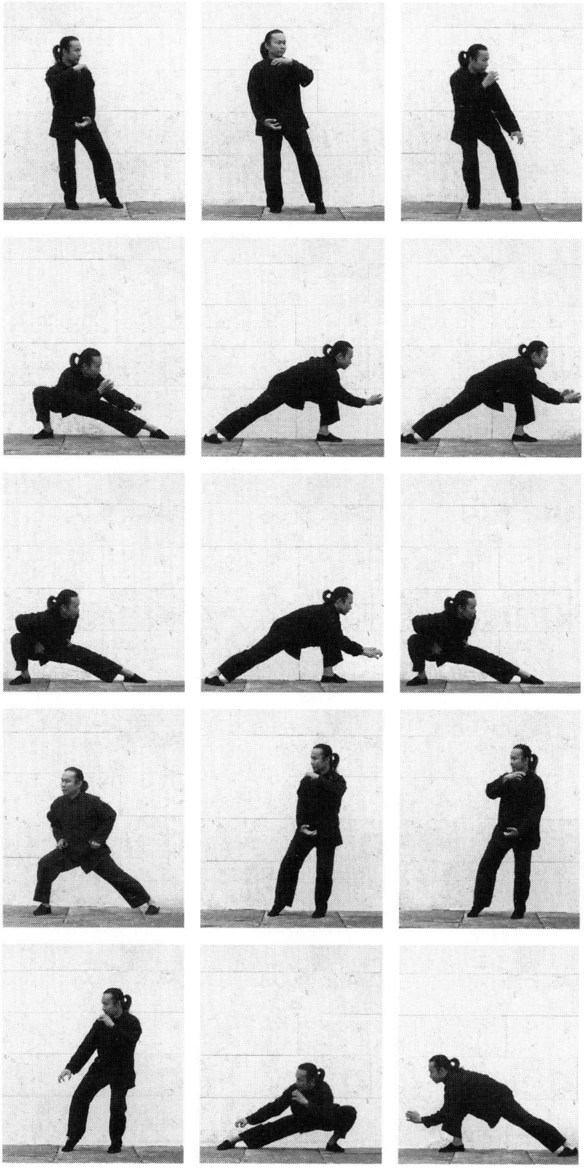

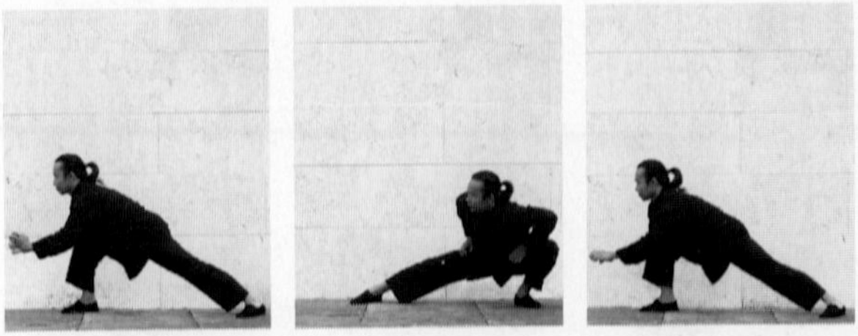

Übung 6: In einem ruhigen See schwimmen

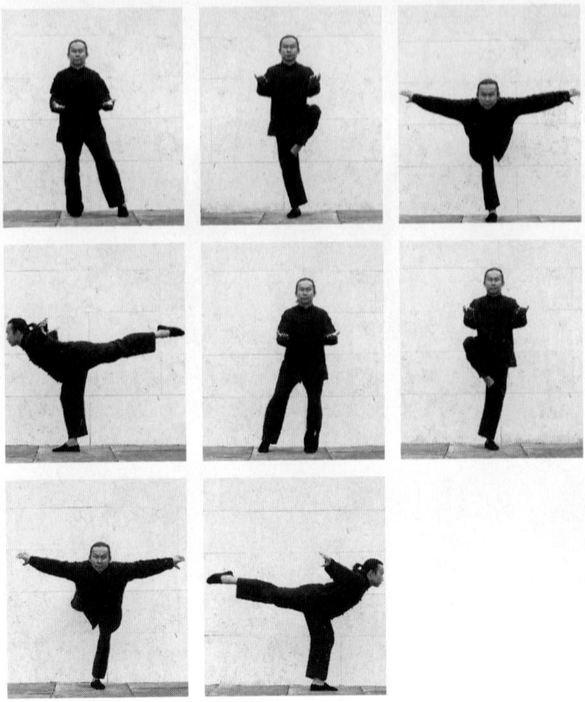

Übung 7: Die Fünf Elemente

Element Wasser

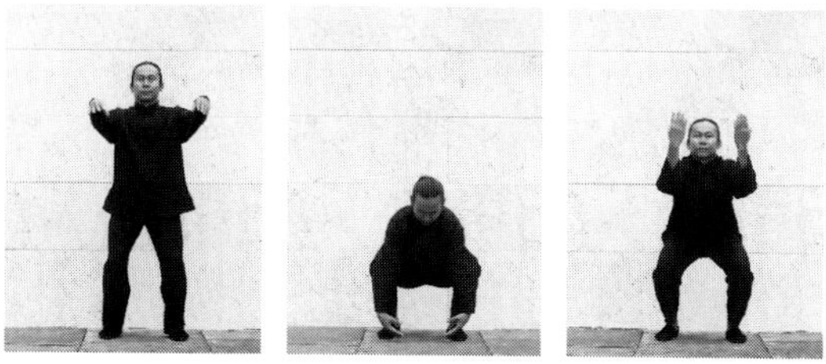

Element Holz

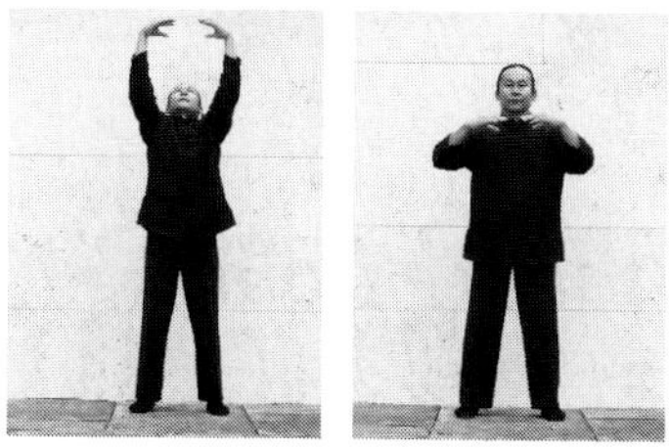

Element Feuer

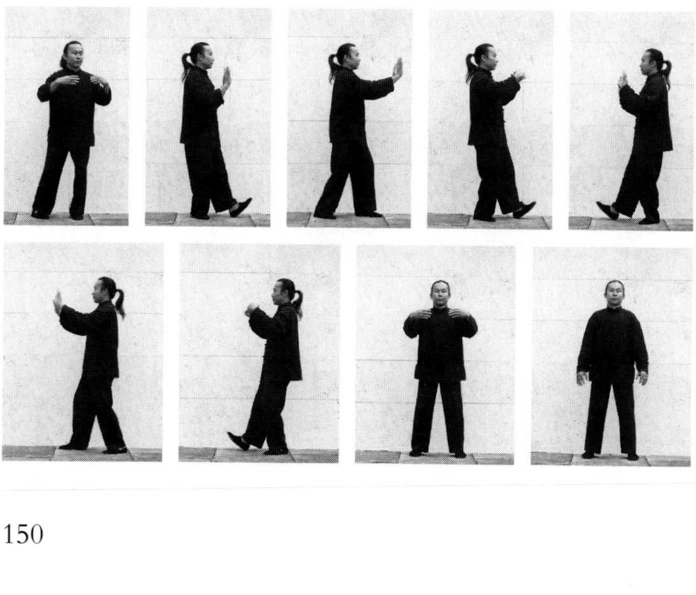

Element Erde

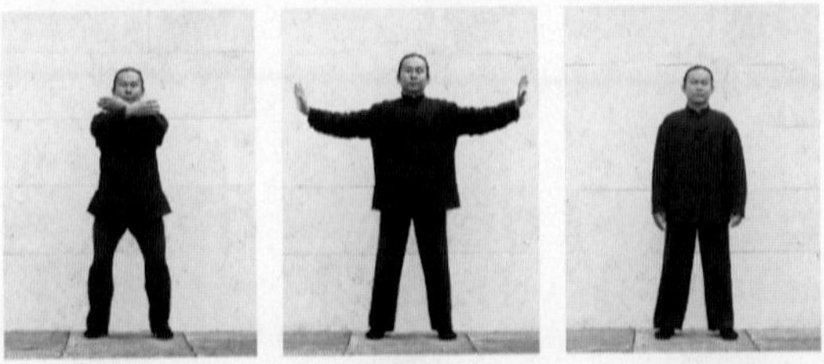

Element Metall

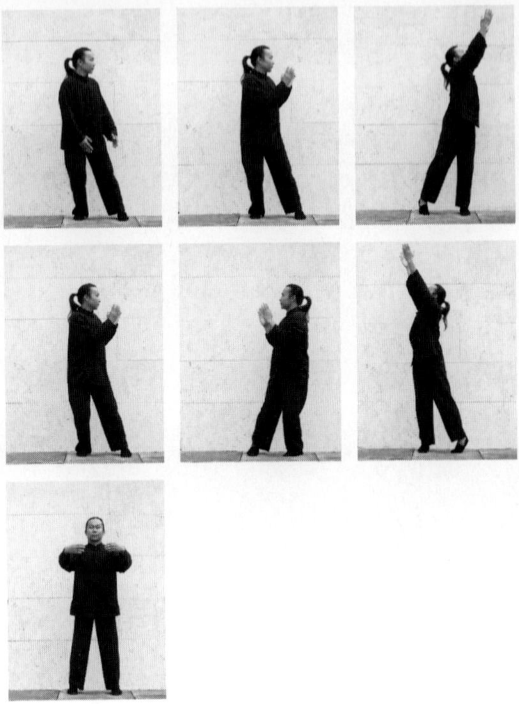

Übungen der inneren Kraft

Übung 8: Der Tiger sammelt das Qi

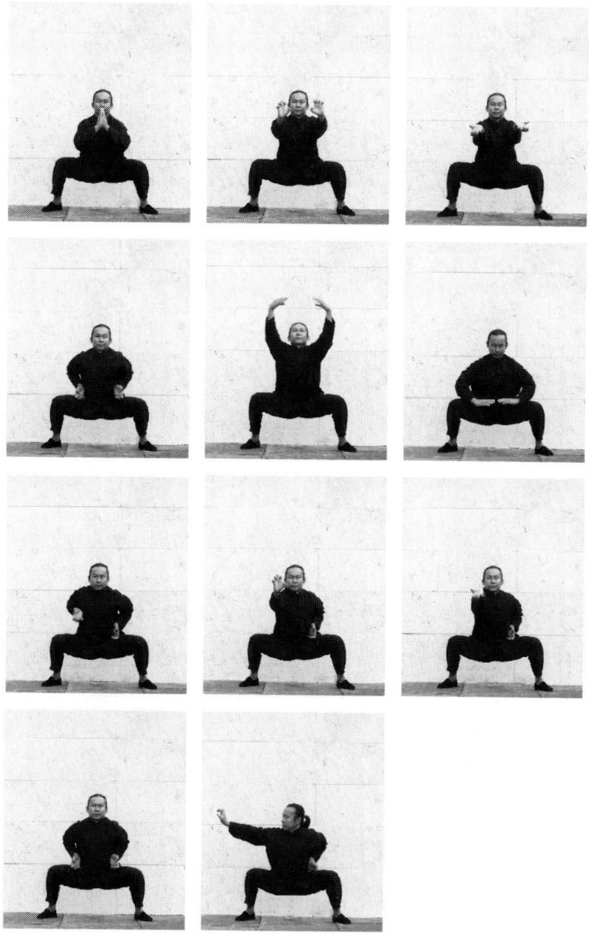

Übung 9: Die Acht Brokate

1. Brokatstück: Den Himmel stützen

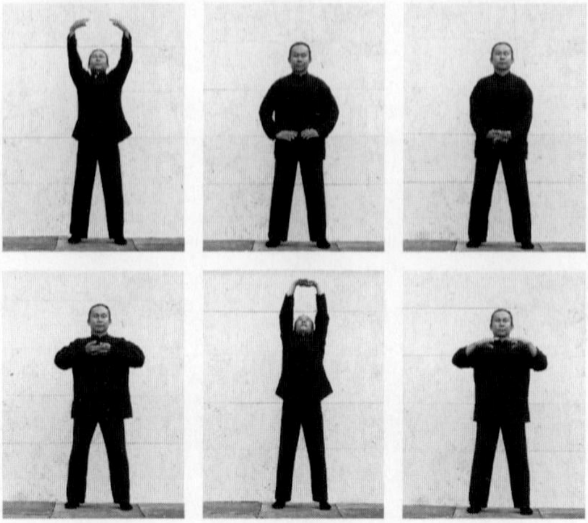

2. Brokatstück: Mit Pfeil und Bogen schießen

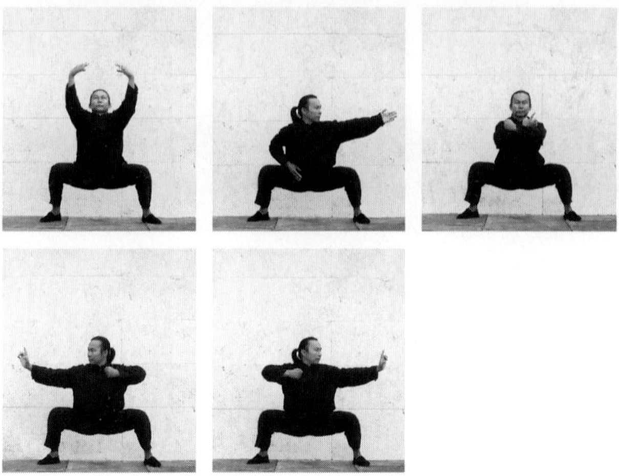

3. Brokatstück: Himmel und Erde berühren

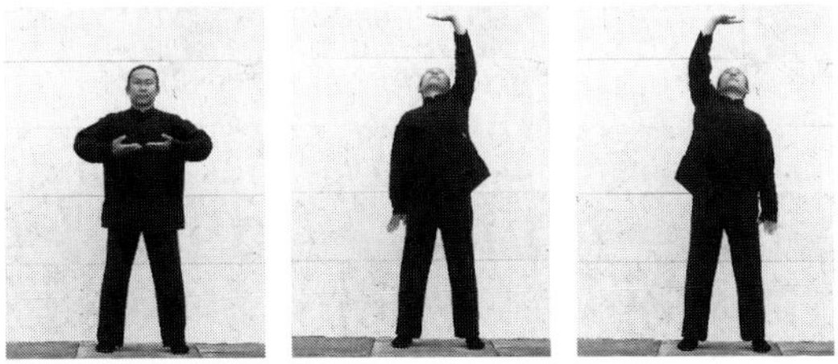

4. Brokatstück: Den Kopf drehen

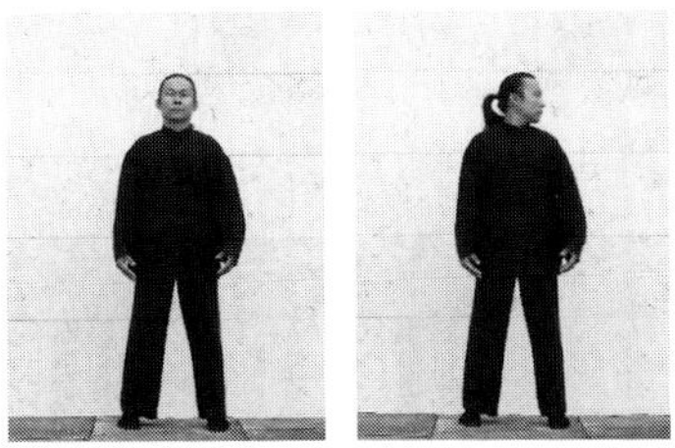

5. Brokatstück: Auf dem Pferd sitzen und die Faust ballen

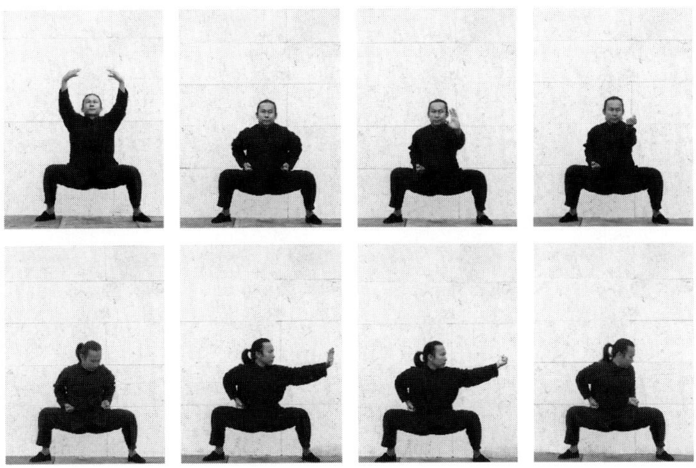

6. *Brokatstück: Das Qi spüren und die Füße berühren*

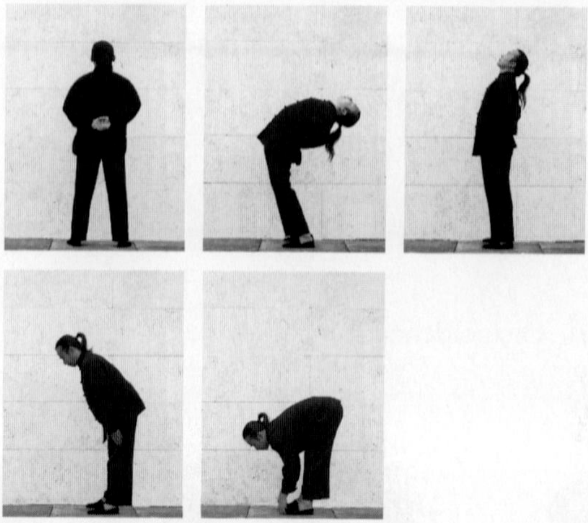

7. *Brokatstück: Den Kopf pendeln lassen*

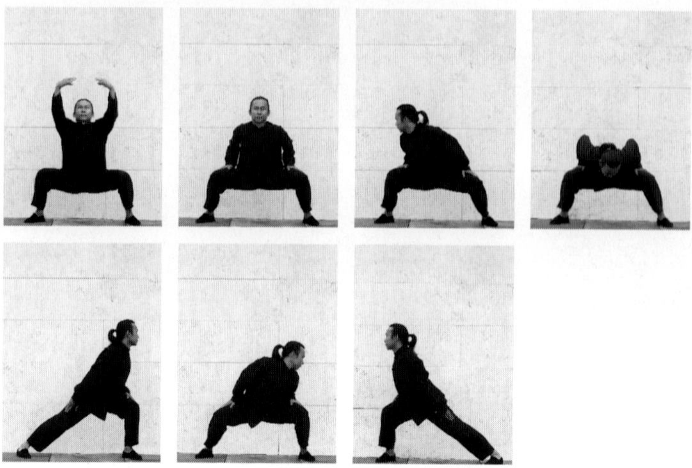

8. Brokatstück: Die Fersen heben

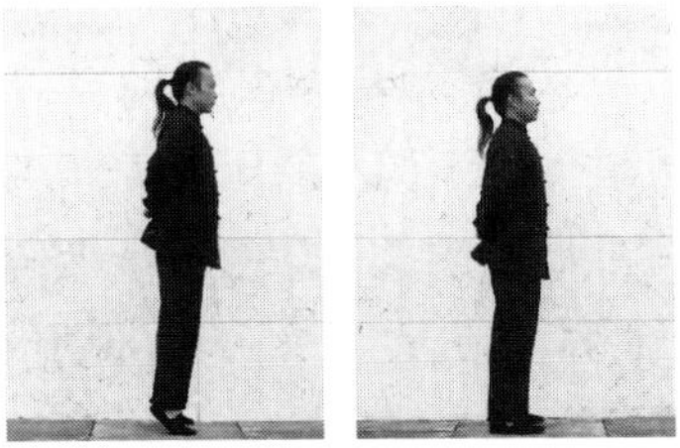

Übung 10: Die goldene Schildkröte

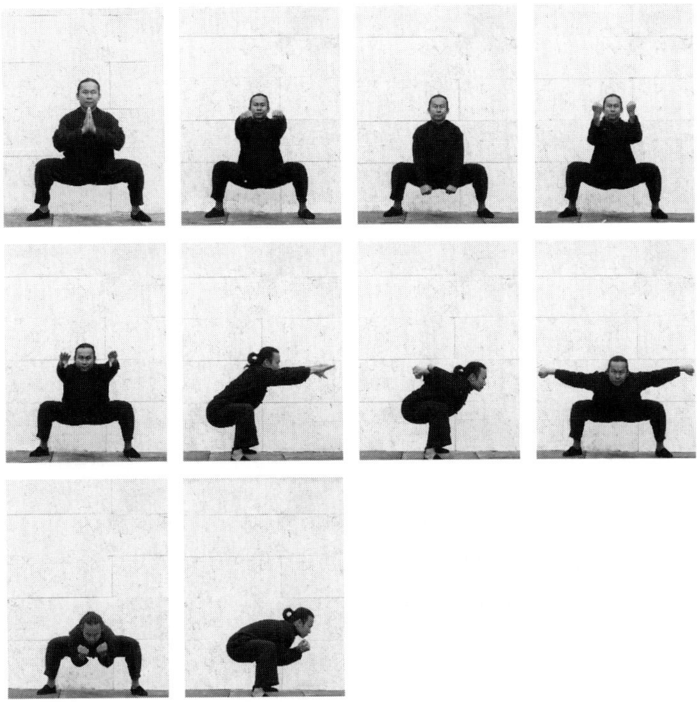

Übung 11: Der Buddha mit Pfeil und Bogen

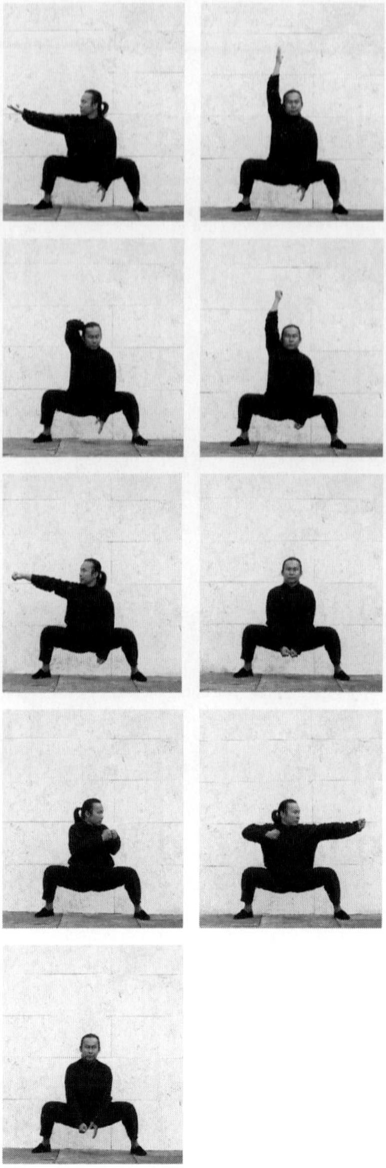

Übungen der Entspannung

Übung 12: Kopfmassage

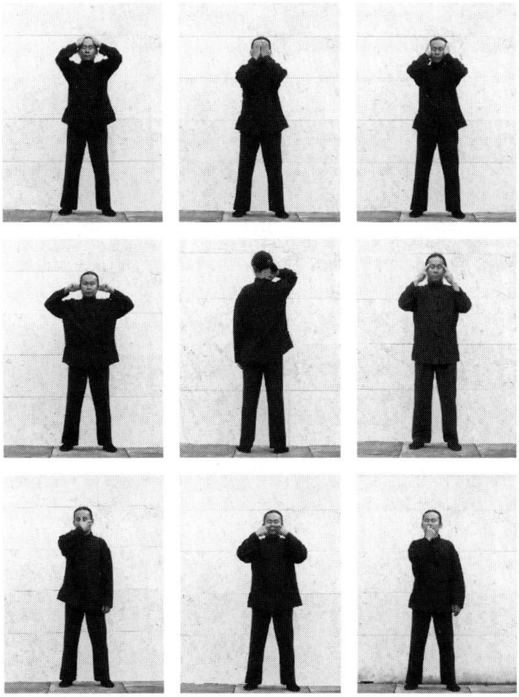

Übung 13: Der kleine Energiekreislauf

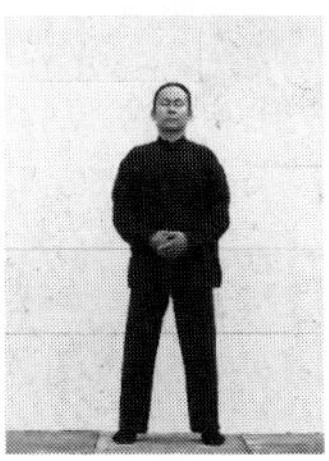

Übung 14: Den Baum umarmen

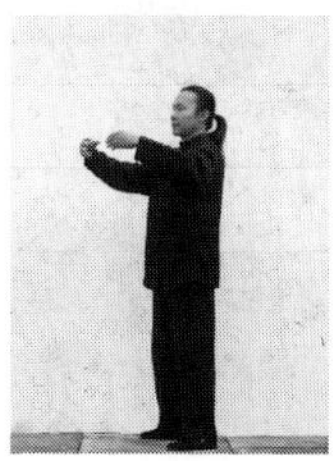

Übung 15: Das Qi sammeln

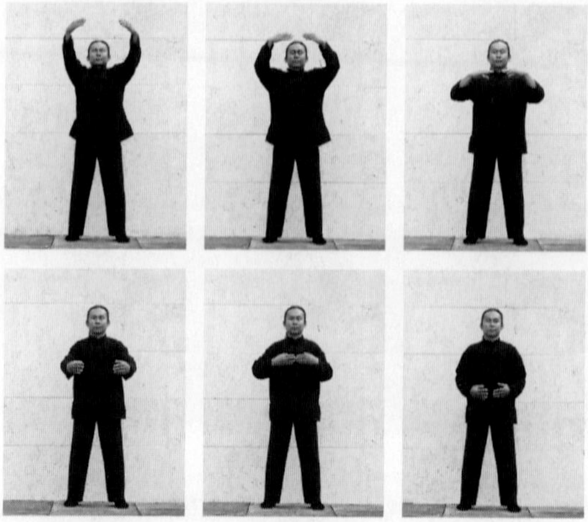

Übung 16: Den Mond heben

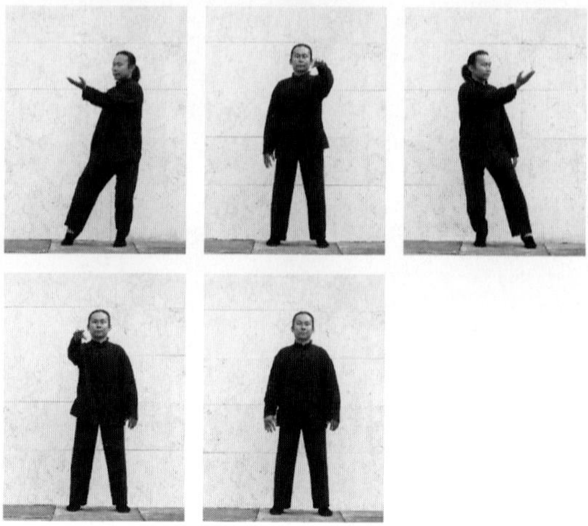

Übung 17: Qi-Gong-Kugeln für die Hände

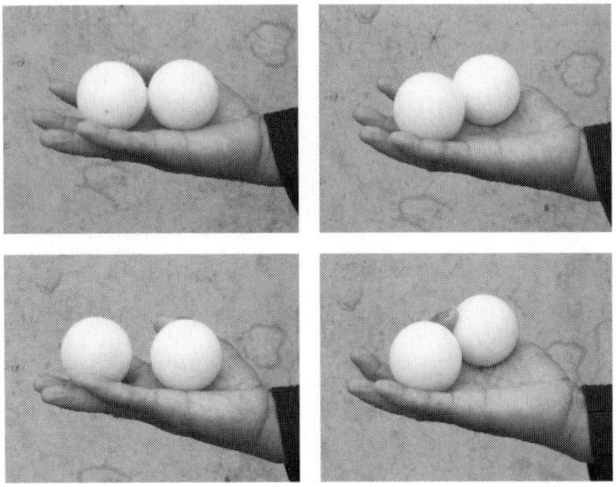

Übung 18: Das innere Lächeln

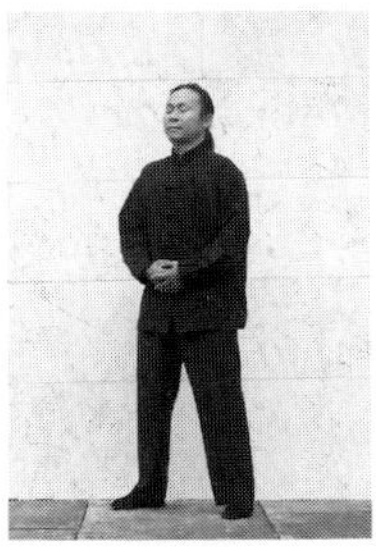